Frauke Bielefeldt

Wie ein Schmetterling im Käfig

Perspektiven für ein Leben mit Krankheit

Über die Autorin

Frauke Bielefeldt hat Theologie studiert und für verschiedene christliche Zeitschriften gearbeitet. Sie lebt seit 15 Jahren mit der schweren Erschöpfungskrankheit CFS.

Frauke Bielefeldt

Wie ein Schmetterling im Käfig

Perspektiven für ein Leben mit Krankheit

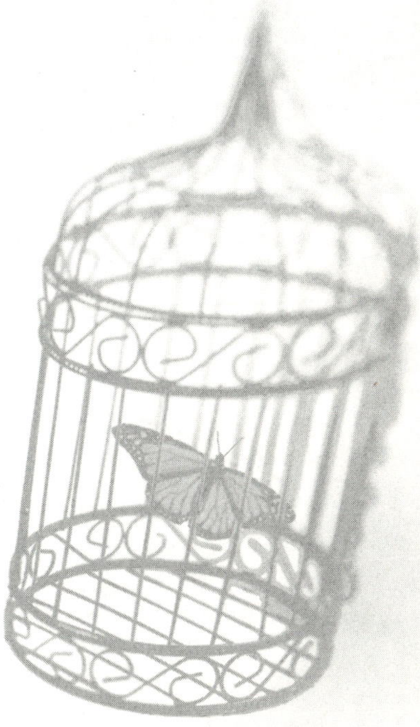

GerthMedien

Best.-Nr. 816 037
ISBN 3-86591-037-8
1. Auflage 2005
Covergestaltung: Hanni Plato
Coverphoto: Corbis, Herrmann/Starke
Satz: Hanni Plato/Die Feder GmbH, Wetzlar
Druck und Verarbeitung: Ebner & Spiegel, Ulm
Printed in Germany

Inhalt

Vorwort

Unsere Gesellschaft ist ohne das moderne Gesundheitswesen kaum vorstellbar. Von der raschen Verfügbarkeit eines Notarztes bis hin zu umfangreich geplanten hochkomplexen medizinischen Eingriffen haben wir wie selbstverständlich die Möglichkeiten medizinischer Hilfen in unser Denken integriert. Ergänzt wird dieses Hilfesystem durch zahlreiche Angebote pflegender und therapeutischer Berufe, sodass unser Gesundheitswesen so viele Beschäftigte aufweist wie keine andere Branche in unserem Land.

Herausragende Errungenschaften verdanken wir dieser Entwicklung – keiner von uns möchte sie missen. Und doch hat die Unzufriedenheit mit der etablierten medizinischen Versorgung in unserer Bevölkerung in den letzten 10 bis 15 Jahren deutlich zugenommen. Hierfür gibt es zahlreiche Gründe. Schlagworte wie „Gesundheitsreformen", „Budgetzwänge", „Apparate-" und „Fünf-Minuten-Medizin" prägen die öffentliche Diskussion. Der Erkrankte selbst dagegen findet sich in einer sehr persönlichen leidvollen Erfahrung wieder, die in vielschichtiger Weise sein Leben existenziell betrifft.

Inmitten der medizinisch notwendigen, oft belastenden und langwierigen Untersuchungen und Behandlungen will jeder Patient als Person wahrgenommen werden – und nicht als „medizinischer Fall". Er sucht nach Weggefährten, die ihn in seiner individuellen Komplexität wahrnehmen, zuhören, ansprechen, begleiten und Hoffnung vermitteln.

Seit vielen Jahrzehnten bemüht sich die Medizin, von einem verengenden „mechanistischen" Krankheitsverständnis zu einer umfassenderen „biopsychosozialen" Sicht zu finden. Gegenwärtig bahnt sich eine weitere Horizonterweiterung an: die Wiederentdeckung der spirituellen Dimension von Krankheit. Nicht, dass ein spirituelles Verständnis von Krankheit und Gesundungsprozessen der kirchlichen Seelsorge fremd sei. Seit Jahrhunderten ist kranken Menschen durch Seelsorge und Gebet geholfen worden. Aber die Realität des medizinischen Alltages zeigt, dass eine tiefe Trennung zwischen medizinischem Denken und Handeln sowie kirchlicher Seelsorge und Gebet entstanden ist.

Seit 10 bis 20 Jahren erleben wir nun in unserer Gesellschaft eine beginnende Renaissance der Einbeziehung spiritueller Aspekte in das Krankheits- und Gesundheitsverständnis. Zum einen führt oben genannte Unzufriedenheit viele Menschen auf die Suche nach so genannten „alternativen Heilverfahren", die nicht selten spirituelle Aspekte mit einschließen. Hier versucht die Esoterik, die fernöstliche Religiosität mit westlichem Wissenschaftsverständnis verbindet, zahlreiche Angebote zu machen. Nicht wenige Menschen probieren es auf dem Markt alternativer Heilungsangebote – und spüren doch, dass die Sehnsucht nach einem tragenden geistlichen Fundament im tiefsten nicht gestillt wird. Auf diesem Weg geschieht manches Mal die (erneute) Begegnung mit Angeboten christlicher Gemeinden – und die Entdeckung, dass ein ganzheitliches „spirituell-psychosomatisches" Grundverständnis des Menschen mit auch heute sehr praktisch erfahrbaren Auswirkungen bereits im christlichen Glauben in faszinierender Weise verankert ist.

Gleichzeitig wurden in den letzten 30 Jahren Hunderte wissenschaftlicher Studien durchgeführt, die beeindruckend belegen, welch entscheidende Bedeutung positiv gelebte Religiosität und Spiritualität für Krankheits- und Gesundungsprozesse haben. Die meist im christlichen Kontext durchgeführten Studien zeigen, dass ein aktives Gebets- und Glaubensleben mit Einbindung in eine tragende Glaubensgemeinschaft im umfassenden Sinn Gesundheit fördern, Krankheitsrisiken verringern und Genesungsprozesse verstärken kann. In den USA sind aus diesem Grund an zahlreichen medizinischen Fakultäten Vorlesungen zum Thema „Medizin und Spiritualität“ eingerichtet worden.

Nicht nur Patienten und Mediziner, sondern auch die christlichen Kirchen thematisieren die Notwendigkeit eines christlich-ganzheitlichen Verständnisses von Krankheit und Gesundheit neu. Nationale und internationale kirchliche Veranstaltungen befassen sich aktuell mit dem christlichen Heilungsauftrag, so zum Beispiel der Weltmissionskongress des Ökumenischen Rates der Kirchen im Juni 2005 in Athen.

Eine Renaissance kirchlich-gemeindlicher Heilungsdienste scheint zu beginnen, die sich nicht darin erschöpft, allein konfessionelle Einrichtungen im Gesundheitswesen und eine institutionalisierte Krankenhausseelsorge zur Verfügung zu stellen. Vielmehr wird zunehmend von den Gemeinden ausgehend Begleitung und Behandlung kranker Menschen mitgestaltet. So kann mehr und mehr zusammenfinden, was zusammengehört: Gesundheitswesen und Gemeinde – im partnerschaftlichen Miteinander von pflegerisch-medizinischen, therapeutisch-seelsorgerlichen und pastoral-spirituellen Diensten.

In der berufsübergreifenden und konfessionsverbindenden Bewegung *Christen im Gesundheitswesen* haben sich seit nunmehr fast 20 Jahren Christen zusammengeschlossen, die für ein solches Zusammenwirken eintreten. Die Erfahrungen dabei sind überaus ermutigend – nicht nur für Patienten und Angehörige, sondern in gleicher Weise für Mitarbeiter in Gesundheitswesen und Gemeinden. Hier (sowie in Diensten anderer Träger) entfaltet sich eine „christliche Heilkunde“, die auf dem Boden des christlichen Menschenbildes die leibliche, psychosoziale und spirituelle Dimension des Menschen wahrnimmt und in umfassender Weise Hilfen anbietet. Besonders bewährt haben sich Wochenendseminare für Kranke und Angehörige, die unter der Überschrift „Gesunder Umgang mit Krankheit – Schritte der Heilung gehen“ bereits viele Male in Deutschland durchgeführt wurden. Hier begleiten 10 bis 12 Mitarbeiter aus Gesundheitswesen und Gemeinden 15 bis 25 Gäste: chronisch Kranke und ihre Angehörigen. Neben Impulsreferaten zu ganzheitlich-christlichen Hilfen der Krankheitsbewältigung, Kleingruppengesprächen zur persönlichen Reflexion, Angeboten medizinisch-beratender und seelsorgerlicher Gespräche sowie praktischen Übungen zu gesundheitsförderndem Lebensstil sind es insbesondere die persönlichen Erfahrungsberichte chronisch erkrankter Mitarbeiter, die von den Gästen als hilfreich erlebt werden. Hinzu kommen Zeiten des Gebetes und der Krankensegnung. Zahlreiche bewegende Schritte der Heilung sind hier im Sinne einer „christlichen Heilkunde“ begonnen worden, viele Menschen haben konkret Hilfe erfahren.

Frauke Bielefeldt knüpft in ihrem Buch an Erfahrungen innerhalb dieser Seminare an. Sie stellt in exemplarischer Weise anhand ihrer eigenen Lebensgeschichte die Vieldimensionalität der Krankheits- und Gesundheitsthematik dar. Dabei gibt sie Einblick in die Härten der Alltagserfahrungen eines chronisch kranken Menschen und schildert die Vielschichtigkeit des Erlebens in der Konfrontation mit eigenen Grenzen, denen der Mitmenschen und des Gesundheitswesens. Mit Tiefgang und Charme, Weitblick und persönlicher Betonung gibt sie eine Fülle an hilfreichen Anstößen und praktischen Tipps zur Krankheitsverarbeitung, Lebensbewältigung und Sinnfindung. Ich wünsche vielen chronisch Kranken, dass sie dieses Buch lesen, sich verstanden fühlen und ermutigt werden. Genauso hoffe ich, dass viele professionelle und ehrenamtliche Mitarbeiter aus Gesundheitswesen und Gemeinden das Buch lesen und zu einem tieferen Verständnis und hilfreicheren Begleiten chronisch erkrankter Menschen finden.

So wünsche ich dem Buch eine weite Verbreitung und den Lesern eine Gewinn bringende Horizonterweiterung im Sinne einer „Spiritu-Psychosomatik“, die unser ganzes Sein einbezieht.

Dr. Georg Schiffner
Internist, Naturheilverfahren
1. Vorsitzender *Christen im Gesundheitswesen* e.V.

Ich bin krank.
Ich arbeite nur
ungefähr eine viertel
Stelle. Im Studium habe
ich meist etwa die Hälfte
vom Programm mitgemacht.
Ich schlafe dreißig bis
fünfzig Prozent mehr
als die meisten Menschen.
Ich unternehme vielleicht
ein Sechstel von dem, was ich
früher gemacht habe.
In letzter Zeit esse
ich auch nur noch
halb so viel
wie früher.

**Trotzdem lebe
ich ein
ganzes Leben!**

Zum Einstieg:

Eine Idee gewinnt Gestalt

Als ich zum ersten Mal an einem Wochenende für Kranke und Angehörige von der Organisation *Christen im Gesundheitswesen* teilnahm, fiel mir sofort auf, wie herrlich entspannt man hier mit dem Thema „chronische Krankheit“ umging. Keine bedrückende Stille, keine Patentlösungen oder Appelle – es lag eine Ruhe im Raum, in der jeder seinen Platz finden konnte. Behutsam beleuchteten die Mitarbeiter verschiedene Aspekte des Lebens mit chronisch eingeschränkter Gesundheit. Ich spürte, dass es die ganze Zeit wirklich um uns ging. Obwohl unsere Krankheitsbilder recht unterschiedlich waren, gab es da einen gemeinsamen Boden, der sich in Worte fassen ließ, die kommunizierbar waren.

Gestärkt kam ich nach Hause und schrieb in den nächsten Tagen das Gedicht „Ein ganzes Leben“. Als ich es anschließend einigen Freunden schickte, war ich von den Reaktionen überrascht. Was ich als kleine Selbstmitteilung gedacht hatte, berührte sie sehr. Ich hatte in den letzten Jahren als Redakteurin teilzeitlich für verschiedene Zeitschriften arbeiten können und so reifte in mir nun der Wunsch, einmal meine Gedanken zum Umgang mit Krankheit aufzuschreiben.

Meine eigene Krankheitsgeschichte zog sich nun schon über dreizehn Jahre hin mit allen ihren Höhen und Tiefen (mehr Tiefen), Erfahrungen und Beobachtungen. Während des Seminars war mir daher vieles vertraut gewesen. Und doch hatte es so unsagbar gut getan, dies alles einmal von außen gesagt zu bekommen!

Angesichts der enormen Zahlen über chronisch Kranke in Deutschland ist es erstaunlich, wie wenig zu diesem Thema zu lesen ist. Krankheiten scheinen mit recht exotischen Symptomen aufwarten zu müssen, um einen Platz im öffentlichen Bewusstsein ergattern zu können. Wenn es nicht gerade eine ins Auge springende Behinderung ist oder die Dramatik der Todesnähe mitschwingt (wie bei Krebs), führen viele Kranke ein wahres Nischendasein. Auch Aids ist wohl vor allem deswegen so beachtet, weil es ansteckend ist, nicht weil man sich so dafür interessieren würde, wie Menschen mit dieser Krankheit leben. Viele Kranke haben es schwer, Verständnis für ihre Situation zu erlangen und die Unterstützung zu bekommen, die sie brauchen, um am beruflichen und gesellschaftlichen Leben teilhaben zu können.

Es hätte mich also eigentlich nicht wundern sollen, dass der erste Verlagslektor, den ich auf meine Buchidee ansprach, mein Thema äußerst speziell fand und mich skeptisch auf die „sehr kleine Zielgruppe" hinwies. Sein nächster Einwand lautete, dass ich „nicht vom Fach" sei – vielleicht eine Erklärung dafür, weshalb oft so wenig über das *Leben* mit Krankheit zu lesen ist? Selbst die deutsche Bundesregierung hatte es verpasst, eine Definition von chronischer Krankheit zu erarbeiten, als sie Anfang 2004 die Zuzahlungen im Gesundheitswesen einführte und den Chronikern eine Ausnahmeregelung gewährte. Monatelang wusste niemand, wer eigentlich in diese Rubrik gehörte, und es stellte sich heraus, dass wohl doch sehr viel mehr Menschen davon betroffen waren, als man vermutet hatte.

So wuchs in mir der Wunsch, meine Idee in die Tat umzusetzen. Nicht, dass ich meine Erlebnisse besonders außergewöhnlich gefunden hätte. Aber vielleicht sind es gerade diese ganz banalen Alltagsszenen, die anderen Kranken helfen können, ihre eigene Last zu tragen, und anderen Lesern, sie besser zu verstehen. Zudem habe ich während meines Theologiestudiums einigen Einblick in Fragen nach Leid und Sinn bekommen.

Irgendwann kam der Schmetterling „dazugeflogen". Das Bild von dem leichten, quirligen Wesen, das eigentlich auf eine Blumenwiese gehört und nun in einem Käfig eingesperrt ist, wird uns das ganze Buch hindurch begleiten. Es vereint für mich beides: die *Perspektive auf* die Realität des Käfigs, die oft nicht schön ist, aber auch die *Perspektive für* eine bewusste Lebensgestaltung, die auch diesem Käfig mit seinen Beschränkungen ein lebenswertes Dasein abringen kann.

Unser Schmetterling wird uns mitnehmen auf die Reise durch seinen Käfig. Denn je eingehender wir seine Gegebenheiten erkunden, desto besser können wir unsere verbleibenden Spielräume entdecken und unser Krankheitsmanagement aktiv gestalten.

Als Erstes wird er uns die unmittelbaren praktischen Folgen aufzeigen, wie sie in Gestalt unseres kranken Körpers, der Medizin und des Gesundheitswesens auf uns zukommen (Teil 1). In einem zweiten Schritt wird er uns tief in seine Schmetterlingsseele blicken lassen und Fragen der Identität und der Gefühle beleuchten (Teil 2). Als Drittes wird er uns auf die Ebene der Kontakte und Beziehungen führen und uns aufzeigen, welche besonderen Konflikte durch Krankheit entstehen können und welche Lösungsansätze es gibt (Teil 3). In einem vierten Schritt leitet er uns zu Fragen des Glaubens und der Spiritualität, die mit Krankheit einhergehen (Teil 4).

Machen wir uns also auf den Weg! Er wird gesäumt sein von einigen Gedichten, die während der letzten Jahre entstanden sind. Jedes Kapitel wird mit einem oder mehreren Anstößen enden, die dazu anregen wollen, mit einem ganz konkreten Schritt tatsächlich zu beginnen. Sie richten sich – wie das ganze Buch – nicht nur an Kranke, sondern auch an Angehörige, Freunde und Bekannte, Ärzte und Psychologen, Seelsorger und Gemeindeleiter.

Ich nenne sie „andere Betroffene“, denn Krankheit betrifft nie nur den Patienten, sondern auch sein Umfeld. Dass ich durchweg nur die männlichen Formen verwende, hat rein praktische Gründe. Wer sich daran stößt, möge sich an den vielen Beispielen im Buch erfreuen, die von Frauen handeln. Kranke nenne ich „Kranke“ – der sozialpädagogisch korrekte Begriff „Betroffene“ drückt für mich eine künstliche Distanz aus, die mir im Umgang mit kranken Menschen häufig negativ auffällt.

Mein Wunsch ist, dass die folgenden Seiten helfen mögen, diese Distanz ein wenig kleiner werden zu lassen.

TEIL 1

Medizin & Gesundheitswesen

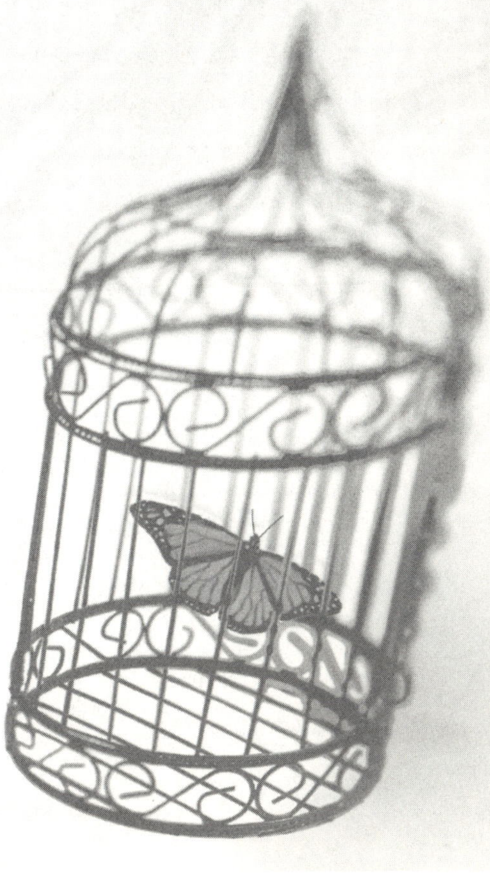

Kapitel 1

Im Käfig der Krankheit

Warum bin ich hier?
Wer hat mich hierher gebracht?
Werde ich je wieder
In die Freiheit hinausfliegen können?
Es ist eng im Käfig
Wenn ich stillhalte, geht es
Aber wenn ich mich bewegen will
Stoße ich schnell an die Gitterstäbe
Der Käfig sperrt ein
Und er schließt aus
Von dem Leben da draußen
Ich kann mich beschäftigen
Oder rausschauen und beobachten
Das ist immerhin besser
Als mir ständig den Kopf anzuschlagen
An den Gitterstäben
Die zu hart sind
Um auszubrechen

Warum bin ich hier?

Normalerweise bedeutet Krankheit eine Unterbrechung vom normalen Lebensrhythmus. Für ein paar Tage fesselt einen die Grippe ans Bett, nach einer Knieoperation können es auch schon einmal ein paar Monate werden. Aber der Charakter des Ausnahmezustandes bleibt.

Ganz anders nun, wenn die Symptome chronisch werden oder die Diagnose einer chronischen Krankheit im Raum steht: Multiple Sklerose (MS), chronische Bronchitis, Niereninsuffizienz, Rheuma oder Diabetes. Dann kommen wir nicht darum herum, das Unangenehme als Normalzustand anzuerkennen und einen Weg zu suchen, mit ihm zu leben. Das passiert gar nicht so selten und nimmt leider immer weiter zu.

Ein paar Zahlen

Nach vorsichtigen Schätzungen ist in Deutschland etwa jeder Siebte chronisch krank.[1] Genauere Zahlen liegen vor für Diabetes (ca. 6,3 Millionen)[2], Niereninsuffizienz (ca. 50.000)[3], MS (120.000 bis 140.000)[4] und Krebs (alleine Brustkrebs zählt jährlich ca. 50.000 Neuerkrankungen)[5]. Unter dem Stichwort „Rheuma“ werden verschiedene schmerzhafte Erkrankungen des Bewegungsapparates zusammengefasst; für die häufigste, die rheumatoide Arthritis (chronische Polyarthritis) geht man von 800.000 Erkrankten aus – das ist allein für diese Erkrankung fast ein Prozent der Bevölkerung.[6] Für das Chronische Erschöpfungssyndrom (CFS) sind die Zahlen ebenfalls schwierig zu erheben, niedrigste Schätzungen liegen bei 300.000 Erkrankten in der Bundesrepublik.[7]

Andere häufige Krankheiten sind Herz-Kreislauf-Erkrankungen, bleibende Schädigungen nach Unfallverletzungen und Schlaganfällen, chronischer Kopfschmerz, chronische Erkrankungen der Atemwege, Krankheiten des Magen-Darm-Traktes, Tinnitus, Aids, Leberzirrhose und Epilepsie. Verantwortlich gemacht dafür werden steigende Umweltbelastungen, ungesunder Lebenswandel, höhere Lebenserwartung und der medizinische Fortschritt. Da die Lebenserwartung allgemein weiter ansteigt, geht man davon aus, dass dieser Trend in den nächsten Jahrzehnten anhalten wird.[8]

Meine eigene Geschichte

Bis zu meinem siebzehnten Lebensjahr war ich ein ganz normaler Schmetterling; ich flog durch meine Kinder- und Jugendwiese, kleine Verschnaufpausen wegen Bauchweh oder Erkältung inbegriffen, wie bei jedem Kind.

Dann kam der Ostersonntag 1990. Auf einer Jugendfreizeit bekam ich eine heftige Grippe, von der ich mich nie wieder erholen sollte. Wochenlang ging es auf und ab; immer, wenn ich meinte, bald auskuriert zu sein, kam eine neue Welle von leichtem Fieber, geschwollenen Lymphknoten, Halsschmerzen und bleierner Erschöpfung. Verschiedene Verdachte wurden nicht bestätigt, und so blieb nur die vage Aussage, dass mit meinem Immunsystem etwas nicht in Ordnung sei. Die verbleibenden anderthalb Schuljahre überstand ich, indem ich nachmittags und am Wochenende komplett im Bett (oder auf dem Sofa) lag. So konnte ich meine Fehlzeiten an den Vormittagen gerade so in Grenzen halten, dass ich mein Abitur machen durfte. Schon hier erlebte ich wahre Wunder, wenn ich rechtzeitig vor den Klausuren den Stoff noch so aufholen konnte, dass sich meine Ausfälle nicht in den Zensuren niederschlugen.

So lernte ich, mit meinem eingeschränkten Rhythmus halbwegs zurechtzukommen, und begann ein Studium. Doch am Ende des ersten Studienjahres passierte die zweite Katastrophe: Während eines Urlaubs in der Tschechei holte ich mir Insektenstiche, die sich böse entzündeten. Zwei Wochen war ich richtig krank und meine Beine mit den geschwollenen Entzündungs-

Wer ist „schwerwiegend chronisch krank"?

(Richtlinien vom 22.1.2004 zur Gesundheitsreform vom 1.1. 2004, im Sinne des § 62 des SGB V)

Schwerwiegend chronisch krank sind Patienten, die sich

- in einer Dauerbehandlung befinden, die seit mindestens einem Jahr mindestens einen Arzttermin pro Quartal erforderlich macht

  und *außerdem*

- pflegebedürftig in der Stufe 1, 2 oder 3 nach Sozialgesetzbuch (SGB) XI sind,

  oder

- einen Schwerbehinderungsgrad (GdB) bzw. eine Minderung der Erwerbsfähigkeit (MdE) von mindestens 60 % nachweisen können (wobei GdB oder MdE zumindest mitbegründet sein muss durch die Krankheit, die die Dauerbehandlung erfordert),

  oder

- nach ärztlicher Bestätigung einer kontinuierlichen medizinischen Versorgung bedürfen, ohne die eine lebensbedrohliche Verschlimmerung entstehen würde oder zumindest die Lebenserwartung vermindert oder eine dauerhafte Beeinträchtigung der Lebensqualität eintreten würde.

herden übersät. Es sah ganz nach einer Borreliose[9] aus. Doch weil der Arzt die entsprechenden Werte im Blut damals nicht nachweisen konnte, bekam ich keine Behandlung.

In den Wochen danach wurde meine Erschöpfung wieder deutlich schlimmer, außerdem stellten sich im nächsten Jahr schlimme Muskelschmerzen ein, die über die bleierne Abgeschlagenheit weit hinausgingen. Als ich mich vor Schwachheit kaum noch auf dem Stuhl halten konnte, war ich endlich bereit, bundesweit nach Ärzten zu suchen, die mir weiterhelfen konnten. Ich hatte schon einmal von dem *Chronischen Erschöpfungssyndrom (CFS)*[10] gelesen. In der Beschreibung hatte ich mich vollkommen wieder finden können, sodass ich mich an einen spezialisierten Arzt in Düsseldorf wandte.

Nach Blutuntersuchungen im Wert von 8.000 DM waren wir einen echten Schritt weiter: Mein Immunsystem bestand aus einem Durcheinander von zu hohen und zu niedrigen Werten, ich hatte doch eine Borreliose (es gab inzwischen ein neues Testverfahren) und man fand ein gefährliches Holzschutzmittel[11], das mich vergiftet hatte. Sofort war mir alles klar: Wir hatten 1987 im Haus umgebaut und in meiner neuen Wintergartenecke für die Fußbodenhölzer ein Mittel verwendet, das eigentlich nur für den Außenbereich vorgesehen war. Es hatte monatelang gestunken, aber wir hatten uns nichts weiter dabei gedacht; erst in den Jahren darauf sollten Berichte über durch Holzschutzmittel verseuchte Kindergärten und Schulen in die Medien kommen.

Nun erinnerte ich mich, dass ich schon ein Jahr vor dem besagten Ostermontag sehr viel häufiger krank gewesen war als zuvor und mich in der Schule oft kaum noch auf dem Stuhl hatte halten können. Ich hatte das alles nicht weiter beachtet und mir gedacht: *Nun werde ich halt älter*! Auf einmal schien das Puzzle zusammengesetzt und ich bekam über Monate hinweg verschiedene Infusionen und Medikamente verabreicht, um die Gifte aus dem Körper zu holen, die Borreliose zu bekämpfen und das

Immunsystem wieder aufzubauen. Mir wurde gesagt, dass es mir in einem halben Jahr wieder gut gehen würde, und so stellte ich meine Urlaubs- und Studienpläne darauf ein.

Seitdem sind zehn Jahre vergangen. Es geht mir kein bisschen besser, stattdessen sind verschiedene Folgeprobleme dazugekommen. Ich habe zig verschiedene Untersuchungen und Behandlungsversuche mitgemacht, bin operiert worden und habe auch die psychosomatische und die alternativmedizinische Schiene probiert. Ich kann nur ein paar Stunden in der Woche arbeiten, jeden Tag brauche ich sehr viel mehr Schlaf als andere und dazu weitere Ruhephasen. Ich muss einen Rollstuhl benutzen, um länger als ein paar Minuten auf den Beinen sein zu können, zum Beispiel, um eine Stadt zu besichtigen oder im Wald zu spazieren. Wenn ich in einer Warteschlange stehe, hole ich mir einen Stuhl oder muss mich auf den Boden setzen. Jede Veranstaltung oder Feier wird zur Tortur, wenn die Luft schlecht ist oder ich keine Möglichkeit finde, mich zwischendurch hinzulegen. Außerdem bin ich extrem erkältungsanfällig und habe unzählige grippale Infekte im Jahr. Auch Schleimhäute und Sehnen entzünden sich häufig. Es vergeht kaum eine Woche ohne ein Zusatzproblem zu der eigentlichen Erschöpfungsproblematik.

Ich fühle mich oft wie in einem Käfig. Der Käfig heißt CFS. Doch selbst diese Bezeichnung ist umstritten, zumindest in Deutschland. Mein Leben hat sich vor vierzehn Jahren komplett verändert; es gibt eigentlich keinen Bereich, der noch so wäre wie vorher. Trotzdem habe ich bei meinem Antrag auf Behinderung nicht einmal 50 Prozent erkämpfen können. Viele Ärzte halten mich für quasi gesund. Vergiftungen sind hierzulande oft noch nicht anerkannt und man setzt sich dem Verdacht aus, sich seine Krankheit einzubilden. Es gibt eben leider keine Bewegung, die ich überhaupt nicht ausführen könnte, und ohnehin mache ich auf den ersten Blick einen recht normalen Eindruck.

Alle Anstrengung führt zu Erschöpfung, ob ich gehe, stricke

oder denke. Aber das sieht man erst hinterher. Selbst ich spüre es so richtig erst einige Stunden später, sodass ich ständig in der Versuchung stehe, mich zu überfordern und hinterher wieder die viel zu hoch verzinste Rechnung zahlen muss. Auch das ist Teil meines Käfigs: mich ständig überwachen zu müssen, um mich nicht in Katastrophen hineinzureiten. Zudem ist mein Käfig für viele unsichtbar – eine Krankheit, von der man in Deutschland noch nicht viel gehört hat, und eine Patientin, die auf den ersten Blick recht fröhlich und vital wirkt. Ich habe nicht nur mit meinem Käfig zu kämpfen, sondern auch damit, dass andere diesen Käfig nicht wahrnehmen und Dinge von mir verlangen, die für mich einfach unmöglich sind.

Jeder Käfig ist anders

Andere Krankheiten bringen andere Probleme und Belastungen mit sich. Vielleicht sind Sie nierenkrank und müssen jeden zweiten Tag auf der Dialyse-Station verbringen. Oder Sie leiden an Rheuma oder Migräne und müssen mit unerträglichen Schmerzen zurechtkommen. Wer lang anhaltende Schmerzen nicht kennt, kann kaum ermessen, wie durch die ständige Schmerzquelle das Lebensgefühl verzerrt wird.

Besonders belastend ist die Situation, wenn nicht herausgefunden wird, worunter man leidet. Ein Mann erzählte einmal in einer Talkshow, dass er schon lange unter seltsamen Zuckungen gelitten hatte (Tics). Es war erlösend für ihn, als endlich jemand die Diagnose stellen konnte: Tourette-Syndrom. „Jetzt hat das Kind einen Namen!“[12] Auch für mich war es eine ungeheure Erleichterung, als ich Ärzte fand, die mit der Diagnose „CFS“ arbeiteten. Es macht die Sache noch einmal doppelt so schwer, wenn man schwer krank ist, aber die Krankheit noch nicht einmal benennen kann. Oder wenn es eine Diagnose gibt, aber diese unter den Ärzten nicht anerkannt oder umstritten ist. Das kommt häufiger vor, als man meinen würde. Hier gerät der Kranke in die seltsame Rolle, seine eigene Krankheit noch verteidigen zu müssen – als ob er sie irgendwie behalten wollte. Ein grundlegender Unterschied im Krankheitserleben besteht darin, ob die Krankheit nach außen hin sichtbar ist oder nicht. Menschen, die mit einer Gehbehinderung leben müssen, im Rollstuhl sitzen oder am Körper verwachsene Stellen haben, sind mit völlig anderen Problemen konfrontiert als Menschen mit inneren Krankheiten: Viele Orte sind für sie unerreichbar, viele Positionen erst recht, und sie müssen ständig ihren Mitmenschen beweisen, dass sie neben ihrer Behinderung doch eigentlich ganz normale Menschen sind. Das Mitgefühl, das ihnen hierzulande oft prompt entgegenschlägt, ist natürlich besser als offene Ablehnung, wird aber oft eher abwertend als hilfreich empfunden.

Auch die Verläufe der Krankheiten können sehr unterschiedlich sein. Während einer mit einer konstant stabilen Verschlechterung lebt, werden andere immer wieder von Schüben heimgesucht (rezidivierend) oder müssen zusehen, wie es immer weiter bergab geht (progredient).

Besonders erschütternd ist chronische Krankheit bei Kindern. Manche müssen sich mit Neurodermitis oder Heuschnupfen herumschlagen, andere bekommen schon früh schwere Krankheiten wie Diabetes. CFS-kranke Kinder können oft nicht einmal am normalen Schulunterricht teilnehmen. Wer schon als Kind mit Krankheit aufwächst, hat einen ganz anderen Start ins Leben. Andererseits lernt er schon früh, mit seinen Rahmenbedingungen umzugehen.

In Gesprächen mit Körperbehinderten, die seit ihrer Geburt eingeschränkt waren, fiel mir auf, dass sie ein ganz anderes Lebensgefühl beschreiben. Sie kannten ihren Körper und ihr Leben gar nicht anders, während ich siebzehn Jahre lang ein ganz normales gesundes Leben geführt habe, das ich noch immer irgendwie als Ausgangsstandard verinnerlicht habe. Beides hat seine Tücken: Sie hadern nicht so sehr mit ihrem Zustand, kennen nicht diese tiefe innere Rebellion und Auflehnung gegen den eigenen Leib. Dafür haben sie eher das Gefühl, in einer Schublade zu stecken und vieles, was zum Leben Gesunder dazugehört, gar nicht zu kennen. Wie ein Blinder, der gar nicht weiß, was Sehen ist – oder der es einmal gekannt hat und nun umso schmerzhafter vermisst.

Ein letztes Merkmal, das den ganz persönlichen Krankheitskäfig entscheidend mitbestimmt, liegt darin, ob die Krankheit lebensbedrohlich ist oder nicht. Wenn der Tod droht, ist der Kranke mit ganz neuen Herausforderungen an seine Existenz konfrontiert. Auch wenn es ihm zwischendurch gut geht, ist sein Leben doch völlig auf den Kopf gestellt und von dem drohenden Ende überschattet.

Ein Angriff auf das Leben

Alle Krankheiten haben eines gemeinsam: Sie setzen uns engere Grenzen. Eine CFS-kranke Frau sagte zu mir: „Das Schlimmste am Kranksein ist, vom Leben abgeschnitten zu sein. Mein Aktionsradius ist so begrenzt!“

Das ist bei Rollstuhlfahrern am offensichtlichsten, für sie gibt es unüberwindbare Schwellen, Treppen und Absätze. Ich fragte eine Freundin, die wegen einer neuromuskulären Blockade seit ihrer frühen Kindheit einen Rollstuhl braucht, welches ihre größten Schwierigkeiten im Alltag seien. Sie schrieb mir: „Für Rollstühle unzugängliche Gebäude wie Kinos, Läden, Cafés, Arztpraxen, Wohnungen, Schulen, Ämter ... das macht mindestens 80 % aller Schwierigkeiten aus. Wenn man überhaupt mal überall reinkäme, wäre schon vieles gewonnen!“

Für mich ist es der Sauerstoffgehalt, der bei einer größeren Menschenmenge bald so gering ist, dass ich ohnmächtig werde, die Wegstrecke von 500 m, die ich nicht überschreiten kann, die

Erschöpfung, die mir nach einem Treffen mit Freunden einen Ruhetag einbrockt. Oder das Klima: In der kühleren Jahreszeit kann ein Gang vom Haus zum Auto schon ausreichen, mir einen grippalen Infekt einzuhandeln. Unser Körper kann zum Gefängnis werden, von dem es keinen Ausgang oder Urlaub gibt. Wir nehmen ihn immer mit.

Das verbaut nach und nach viele Lebensmöglichkeiten, unter denen die Kranken oft mehr leiden als unter der eigentlichen Krankheit. Eine Freundin, die schon sehr lange schwer krank ist, erlebt fast täglich große Schwäche, Krämpfe und unerträgliche Schmerzen. Trotzdem sagt sie mir immer wieder, dass für sie das Schlimmste am Kranksein das Alleinsein ist. Sie ist eigentlich ein geselliger Mensch, aber ihre Schwachheit erlaubt es ihr kaum, mit anderen Menschen zusammen zu sein. Krankheit sperrt ein und schließt aus. Und: Langjährige Krankheit zerstört die Lebensperspektive. Ein CFS-Kranker nannte einmal die Perspektivlosigkeit als den für ihn schlimmsten Punkt am Kranksein.

Egal, wo für die kranke Person der subjektive Schwerpunkt liegen mag, die Krankheit greift ihr Leben an, sei es buchstäblich biologisch oder im sozialen, beruflichen oder psychischen Bereich. Krankheit zerstört die körperlichen Funktionen und mit ihnen unsere damit verbundenen Lebensmöglichkeiten. Sie entfremdet uns von unserem eigenen Körper. Sie zerbricht die Einheit zwischen unserer Person und unserem Leib und verletzt damit nicht nur unseren Organismus, sondern uns selbst.

Ein Spruch besagt: „Der Gesunde hat viele Wünsche, der Kranke nur einen einzigen."[13] Wenn wir krank werden, wird unser ganzes Leben in Frage gestellt: Werden wir noch glücklich leben können? Was fangen wir jetzt noch an mit unserem Leben? Wir fühlen uns zutiefst verunsichert, unser Körper sendet ständig unangenehme und alarmierende Signale aus und Ängste steigen in uns auf. Werden wir je wieder wie vorher leben können? Wie wird sich unser Leben verändern? „Hauptsache gesund!?"

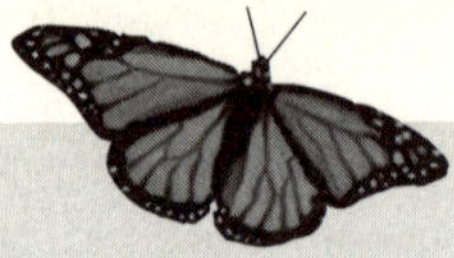

Anstoß für Kranke

Ich will mir darüber klar werden, wie mein ganz persönlicher Krankheitskäfig aussieht.

Was macht ihn aus, womit komme ich zurecht, worunter leide ich besonders?

In welchen Punkten möchte ich neue Lösungen suchen?

Kapitel 2

Überleben im Ärztezirkus

Zirkus Medizin

Das Ärztekarussell dreht sich
Tablettenregen in allen Farben
Messwerte hangeln sich
In schwindelerregender Höhe
Von einem Plateau zum nächsten
Der Dompteur schwingt seine Peitsche
Die Clowns lachen schrill
Ein Lama spuckt verächtlich auf
Das Versuchskaninchen in der Manege

Als Sie die Augen öffnen, stellen Sie fest, dass Sie immer noch im Wartezimmer sitzen. Ihr Termin verschiebt sich weiter nach hinten und die Luft ist von den vielen wartenden Leuten inzwischen so schlecht, dass Sie ein wenig eingenickt waren. Nun ist wieder alles da: die kalten Flure, die (meist uralten) Illustrierten, Ihr schales Beklommenheitsgefühl in der Magengegend.

So kann es Ihnen gehen, wenn Sie selbst zur betroffenen Person geworden sind. Der Ärztezirkus hält eine Fülle von Szenarien bereit, von denen ich Ihnen hier einige vorstellen möchte.

Als Sie zum ersten Mal in die Arztpraxis kamen, ist alles noch ganz anders gewesen. Sie hatten sich entschieden, der Sache auf den Grund zu gehen und herauszufinden, was mit Ihrem Körper los ist. Der Doktor würde Ihnen sagen können, was Sie haben und was zu tun sei. So war es doch immer gewesen: Man hatte einen gebrochenen Arm oder eine Entzündung am Auge, ging zum Arzt, bekam einen Verband oder etwas verschrieben, und dann war wieder alles in Ordnung. Wenn es ganz schlimm kam, wurde man vielleicht noch an einen Facharzt überwiesen oder musste sich am Ende gar einer Operation unterziehen.

Doch dann passiert das Schockierende: Ihr Arzt findet nichts Eindeutiges und schickt Sie zu einer Reihe von Fachärzten. Die ersten beiden finden nichts Ungewöhnliches. Der dritte stellt etwas fest, aber er weiß keine Hilfe dagegen. Der vierte schlägt Ihnen eine Therapie vor, aber der fünfte sieht Ihren Fall wieder ganz anders, und von dieser Behandlungsform rät er erst recht ab.

Dann findet man eine echte Spur. Seitdem nehmen Sie regelmäßig Medikamente, bekommen häufig Blut abgenommen, verfolgen verschiedene Behandlungsmethoden. Seitdem haben Wartezimmer und Sprechstundenhilfen einen festen Sitz in Ihrem Leben. Aber nichts hat Ihnen bis jetzt so recht helfen können. Immer wieder gibt es Rückschläge, mit denen niemand gerechnet hatte.

Das ist noch lange nicht die einzige schockierende Erfahrung, die auf Sie zukommen kann. Szenario 2 könnte folgendermaßen aussehen:

Es wird tatsächlich ein eindeutiger Befund festgestellt. Doch die Diagnose trifft Sie wie ein Hammer. Alzheimer – Sie werden nie wieder gesund werden. Oder Niereninsuffizienz – Sie werden fortan jeden zweiten Tag Ihres Lebens auf der Dialysestation verbringen. Von einem Tag auf den anderen ist Ihr Leben auf den Kopf gestellt und Sie müssen bitter erkennen, dass es viele Krankheiten gibt, für die man noch keine hilfreichen Therapien gefunden hat oder die noch gar nicht richtig bekannt und erforscht sind.

Vielleicht hatten wir – unbewusst – die Vorstellung eines *Halbgottes in Weiß*, der auf Anfrage reagiert und alles wieder in Ordnung bringen kann. Vielleicht haben Ärzte dieses Bild auch nach Kräften unterstützt und nicht die nötige Transparenz gezeigt, die ein realistischeres Bild der Medizin vermittelt hätte. Wie dem auch sei, es verunsichert uns zutiefst, wenn wir feststellen müssen, dass die Fachleute, auf die wir vertraut haben, uns nicht so helfen können, wie wir es erwartet hatten. Auf die harte Tour lernen wir, dass der menschliche Körper ein unendlich komplexer Organismus ist und keine Maschine, die man mit ein paar Handgriffen reparieren könnte.

Maschine Medizin

2004 traf Dietrich Grönemeyer den Nerv der Zeit, als er mit seinem Buch *Mensch bleiben: High Tech und Herz – eine liebevolle Medizin ist keine Utopie*[14] einen Bestseller landete. Er schrieb: „Wir müssen wieder dazu kommen, Dinge zusammenzusehen, die man nicht auseinander reißen darf: Mensch – Mitmensch – Gesundheit – Medizin – Kultur und globale Welt."

Leidenschaftlich prangert er an, wie Apparate den menschlichen Kontakt zum Arzt ersetzen, und fordert dazu auf, High Tech mit emotionaler Wärme zu verbinden. Menschen fühlen sich allein gelassen und der Apparatemedizin ausgeliefert. Tatsächlich kommt die herkömmliche Schulmedizin oft mit Untersuchungen, Befunden und Blutanalysen aus. Die Person des Patienten, seine Geschichte und seine Selbstwahrnehmung spielen selten eine ernsthafte Rolle, stattdessen wird sein *Fall* nach Zahlen und Techniken behandelt. Man kann sich schon wie ein rohes Stück Fleisch fühlen, wenn man durch all diese Geräte geschleust wird.

Georg Schiffner, selbst Internist, drückte es bei seinem Vortrag während eines Wochenendes für Kranke und Angehörige von

Ungemütliche Einsichten

- Eine große Zahl von Krankheiten ist noch unzureichend erforscht.
- Gegen viele Krankheiten gibt es noch keine wirksame Therapie.
- Es entstehen immer neue Krankheiten.
- Manche Krankheiten sind schwierig zu diagnostizieren.
- Ärzte wissen nicht alles, haben unterschiedliche Ansichten und machen Fehler (= sind Menschen).
- Ärzte kennen sich mit Menschen manchmal nicht so gut aus.
- Manche Medikamente haben heftige Nebenwirkungen.
- Manche Untersuchungen sind sehr unangenehm.
- Viele Therapien haben keine Erfolgsgarantie.
- Ärzte haben wenig Zeit und müssen rechnen.
- Krankenkassen müssen rechnen.
- Medikamentenherstellung ist ein Wirtschaftszweig.
- Manche Entscheidungen über spezielle Behandlungen nimmt Ihnen niemand ab.

Christen im Gesundheitswesen so aus: „In einer rein auf den körperlichen Horizont begrenzten Sicht der Medizin droht der Kranke als Person hinter Untersuchungsbefunden, Laborwerten, medizinischen Daten und so weiter verloren zu gehen." Die Journalistin Karin Spaink attestiert dem Medizinbetrieb „Sprachlosigkeit" und „Gefühlsanalphabetismus", nach der Krankheit selbst sei er nun die „zweite Enteignung des Körpers".[15]

Der Psychologe Horst-Eberhard Richter schrieb schon in den siebziger Jahren: „Das Klinikleben wird durch Prozesse bestimmt, die vorrangig dafür sorgen, dass die Patienten für die Verarbeitung und Auswertung durch eine Fülle von Geräten zubereitet und diesen fließbandartig überstellt werden."[16] Was das für die Patienten persönlich bedeutet: „Natürlich ist den Menschen in den Krankenhausbetten auch irgendwie *zumute.* Sie grübeln, was aus ihnen, ihrer Arbeit, ihren Familien wird ... Sie sehnen sich nach Ermutigung, um ihren Willen zum Gesundwerden und zur eigenständigen Lösung ihrer Probleme zu stärken. Aber zunächst geht es ihnen einfach darum, dass sie überhaupt in der Armseligkeit ihres Krankseins menschliche Nähe und Teilnahme spüren können. Sie möchten merken, dass sie hier auch eine Person sind, für die man sich interessiert und die man achtet ... Es ist für sie kränkend, nur in einer möglichst handlichen und reibungslosen Weise mitfunktionieren zu sollen. Aber in der Regel wird ihnen die Einsicht nicht erspart, dass im Klinikbetrieb nur ihre ‚Maschine Organismus' wichtig ist."[17]

Ignoranz in Weiß

Szenario 3 sieht folgendermaßen aus:

Ihr Arzt meint, genau zu wissen, was mit Ihnen los ist, und behandelt Sie entsprechend. Die Blutwerte, die ihn interessieren, verändern sich tatsächlich nach seinen Vorstellungen, doch Ihr Zustand ändert sich überhaupt nicht. Jedes Mal, wenn Sie ihn darauf aufmerksam machen, verweist er auf die Befunde und besteht darauf, auf dem richtigen Weg zu sein. Irgendwann wirft er Ihnen vor, dass Sie eigentlich gar nicht gesund werden wollen. Denn die Alternative, dass er anscheinend doch nicht am Kern des Problems angesetzt hat, kommt für ihn nicht in Frage.

Das ist auch meine eigene Erfahrung. Im Laufe meiner Krankheitsgeschichte bin ich schon auf ein gutes Dutzend Erscheinungen hin therapiert worden, darunter Immundefekt (Immunglobuline), Schilddrüse (Hashimoto), Quecksilbervergiftung, Darmpilzinfektion (Candida), chronische Entzündungen (Streptokokken und Mycoplasmen) und Nervensystem (Polyneuropathie). Alle Erscheinungen waren nachweisbar vorhanden.

Doch es wurde eben *nicht* alles besser, als man diese Übeltäter anging. Strahlende Ärzte präsentierten mir verbesserte Laborbefunde, während meine Symptomatik unverändert war. Es war fast unmöglich, mit der Information durchzudringen, dass mein Befinden nicht ihrer Interpretation entsprach. Jeder dachte wohl insgeheim, die Auswirkungen würden zeitverzögert einsetzen. Wenn ich nicht jeweils nach ein paar Jahren von mir aus die Therapieversuche abgebrochen hätte, würde ich vielleicht heute noch auf dieselbe Weise weiter behandelt.

Das Phänomen, dass Informationen des Patienten nicht ernst genommen oder gar nicht erst registriert werden, ist auch auf praktischeren Ebenen zu beobachten. Hier ein paar Anekdoten aus meiner eigenen Patientenlaufbahn. Das Schlimme ist nicht, dass mir diese Dinge passiert sind, sondern dass sie in unserem Medizinbetrieb gang und gäbe sind.

Da ist zum Beispiel der Ärger mit meinen Venen. Sie sind etwas schreckhaft, was für Blutabnahmen und Infusionen recht unpraktisch sein kann. In den Zeiten, da ich dreimal in der Woche an den Tropf kam, waren irgendwann alle üblichen Zugänge so vernarbt, dass es manchmal zwölf Anläufe brauchte, bis endlich ein Weg zur Blutbahn gefunden wurde. Fremde Bereitschaftsärzte fanden es manchmal gar nicht lustig, wenn ich sie vorher warnte. Einer schien in seiner Berufsehre sichtlich gekränkt und verlangte hinterher einen höheren Satz wegen „Komplikationen beim Anlegen der Vene“.

Ein anderer hatte mir inzwischen so lange das Blut abgedrückt, dass mir immer schwindeliger wurde. Ich bat ihn, mich hinlegen zu dürfen, doch er bestand darauf, dass es kein Problem gebe. Ich seufzte gerade noch: „Ich bin gleich weg", dann sank ich in Ohnmacht. Als ich wieder zu mir kam, war ich umringt von Schwestern. Der Arzt war noch im Praktikum, vielleicht wird er beim nächsten Mal anders damit umgehen.

Während eines anderen Krankenhausaufenthalts lief es nicht besser. Es dauerte wieder länger als erwartet, eine Vene zu finden. Das Blut staute sich immer mehr und mir wurde schummerig, also bat ich die Ärztin, den Druck zu lockern.

„So'n Quatsch, so könnten Sie hier zwei Stunden sitzen!", war ihre Antwort. Als die Kanüle für die Infusion endlich gelegt war, schaffte ich es gerade noch aus dem Stationszimmer nach draußen. Auf dem Flur fiel ich dann kurz in Ohnmacht, mit angelegter Infusion am Arm, den Infusionsständer in der Hand. Niemand hat es gesehen.

Wirklich widersinnig erscheint es mir, wenn Informationen über die Krankengeschichte (Anamnese) nicht einbezogen werden. In der Theorie spielt dies eine große Rolle, aber in der Praxis sieht es oft anders aus. Ein eigentlich sehr renommierter Arzt sah in meiner geschädigten Schilddrüse die Ursache für alles, dabei zeigte ich ihm anhand meiner Befunde, dass die Schilddrüsenwerte in den ersten Jahren in Ordnung gewesen waren.

Besonders eindrücklich erlebte ich dies auch bei meinem Krankenhausaufenthalt in der Diagnostik. Die Stationsärztin zeigte anfangs echte Anteilnahme. Dann hieß es, meine Beschreibungen würden sich ja wirklich ganz nach CFS anhören, ob ich etwa vorher die Seiten im Internet gelesen hätte? Doch CFS genügte ihnen nicht, denn sie wollten unbedingt *was Richtiges* finden.

Als schließlich gegen Ende nur die üblichen diffusen Unauffälligkeiten auf dem Papier standen, kam meine persönliche „Rotes-Tuch"-Frage: „Machen Sie eigentlich Sport?"

„Nein, ich kann leider nicht", lautete meine Antwort. Da ich die Logik dahinter inzwischen kannte, beeilte ich mich, hinzuzufügen: „Aber als die Krankheit ausbrach, habe ich Handball gespielt und bin in der Woche über 100 km Rad gefahren."

Ich traute meinen Augen nicht, als im Bericht hinterher stand: „Insgesamt ... raten wir zu einem Kuraufenthalt mit körperlichem Training wegen bestehenden Trainingsmangels." Inzwischen ist der zugrunde liegende Befund (hoher Laktatanstieg aufgrund einer extrem niedrigen anaeroben Schwelle) zum Ausgangspunkt für hilfreiche Maßnahmen für mich geworden. Sie hatten ihn dort einfach nicht deuten können. Aber die Begründung mit dem fehlenden Sport hätten sie in Folge meiner Anamnese nicht geben dürfen.

Manche Ärzte reagieren richtig beleidigt, wenn man ihnen als Patient Informationen geben möchte. Als mich mein Hausarzt einmal für eine Spezialuntersuchung (EEG = Elektroenzephalogramm) zu einer Neurologin schickte, wusste man dort mit meiner Überweisung nichts anzufangen. Ich war inzwischen daran gewöhnt, dass ich mich mit meiner Krankheit besser auskannte als viele Ärzte und erklärte ihr, was es mit CFS auf sich hat und warum ich dafür ein EEG bräuchte. Nach der Untersuchung rief sie mich in ihr Sprechzimmer und riet mir zu einer Psychotherapie; von dem Untersuchungsergebnis war keine Rede mehr. Im Arztbrief stand später, ich sei „schwer neurotisch fehlentwickelt" und hätte mein „Gegenüber unterschwellig entwertend behandelt". Wir hatten gerade einmal fünf Minuten miteinander geredet und das ausschließlich darüber, warum mein Hausarzt ein EEG haben wollte. Am liebsten hätte auch ich ihr ein Gutachten geschrieben.

Die Psycho-Falle

Das bringt uns zu einer weiteren Variante von Arztgeschichten, und die verläuft so:

Keiner der Fachleute findet etwas Bedeutsames. Ihr Hausarzt schickt Sie daraufhin zum Psychologen. Der findet auch nichts Konkretes, aber da Sie darauf beharren, dass es Ihnen nicht gut geht und Sie wenig Kraft haben, attestiert er Ihnen eine leichte Depression. Wenn Sie die psychischen Symptome dafür nicht bieten können, gibt es noch die larvierte (= verkappte) Form. Oder man nimmt an, dass Sie sich Ihren kranken Zustand nur einbilden, und erklärt Sie zu einem Hypochonder (wenn es nicht gleich darauf hinausläuft, dass Sie ein Simulant seien, der seinen Zustand bewusst vortäuscht, um an Sozialleistungen zu kommen).

Das geschieht leider ziemlich häufig, und manche meinen, besonders in Deutschland. Allein unter meinen Mitstudenten habe ich dies mehrmals miterlebt. Einer von ihnen hatte nach einem Sportunfall schwere Schwindelanfälle. In der ersten Klinik konnten die Ärzte auf dem Röntgenbild aber nichts Verdächtiges erkennen und so wurde ihm nahe gelegt, dass es die Psyche sei. Nach einem Sportunfall! Spätere Untersuchungen erbrachten dann doch einen Befund an der Halswirbelsäule, und die psychische These war sofort vom Tisch.

Eine Studienkollegin brauchte nach einer Borreliose einige Monate, um wieder auf die Beine zu kommen. Irgendwann wurde ihr gesagt, dass es wohl die Psyche sei. Sie habe bestimmt Stress auf der Arbeit. Das war wirklich an den Haaren herbeigezogen, denn sie ist eine besonders tatkräftige Frau. Auch der Mitstudent zeichnet sich wahrhaft nicht durch eine labile Persönlichkeit aus. Ohne konkrete Ansatzpunkte wurde einfach eine Behauptung aufgestellt, da man sich nicht anders zu helfen wusste.

Ein unerforschtes Krankheitsbild wie CFS macht die Sache natürlich nicht einfacher. Mein erster Internist meinte, ich hätte vielleicht Angst vor dem Abi. Ich war total überrascht, denn ich kam in der Schule gut klar und hatte nie Prüfungsangst erlebt. Nicht, dass daran etwas Anrüchiges gewesen wäre, aber es stimmte einfach nicht. Ein späterer Internist, dem ich inzwischen von meiner Holzschutzmitteldiagnose erzählen konnte, legte mir nahe, dass ich aus ideologischer Überbesorgtheit um die Umwelt ein hypochondrisches Syndrom entwickelt hätte. Ich war so fassungslos, dass ich mich nicht erinnern kann, wie das Gespräch überhaupt endete. Erst später las ich über das Konzept des „Öko-chondrismus". (Ich will nicht wissen, welche Chemieunternehmen kräftig daran mitarbeiten, dass sich diese Ökochonder-Thesen in der Öffentlichkeit halten.)

Geradezu absurd war meine Begegnung mit einem Vertretungsarzt, der mir eigentlich nur eine Infusion anlegen sollte. Stattdessen hielt er mir einen Vortrag über unsere einengende Gesellschaft, die mich wohl krank gemacht hätte. Er wollte mir allen Ernstes nahe legen, dass es ja schon eine Zumutung an die persönliche Freiheit sei, dass man im Verkehr auf der rechten Seite fahren müsste. Auf einer einsamen Insel würde es mir sicher viel besser gehen. (O ja, natürlich – so ganz ohne Gemeinschaft, das wäre wohl der sicherste Weg, um mich in Depressionen zu stürzen!) Nach zehn Minuten musste ich ihn unterbrechen, um endlich zu meiner Infusion zu kommen. Das Wartezimmer war immerhin rappelvoll.

Das Fatale an solchen Erlebnissen ist, dass medizinische Hilfe ausbleibt, wo sie eigentlich nötig wäre. Außerdem wird man dazu angeleitet, seine Wahrnehmung völlig neu zu bewerten. Seelische Probleme, von denen man vielleicht das eine oder andere tatsächlich entdecken kann, sind derart hoch zu bewerten, dass sie ein massives Krankheitsbild hervorbringen – allein dies muss jemand, der spürt, dass er ernsthaft krank ist, erst einmal psychisch verkraften.

Wer ein paar Mal solchen Situationen ausgesetzt gewesen ist, infiziert sich schnell mit diesem Virus des Selbstzweifels: „Könnte es nicht doch sein? Wie war die Gefühlsregung eben in mir? Und habe ich die nicht schon öfter gehabt? Vielleicht gerade dann, wenn ..." So lernt man nach und nach, seine Körperwahrnehmung in eine seelische Wahrnehmung umzuformen.

Für CFS-Patienten bedeutet das zum Beispiel: „Ich bin schlapp! Aha, mir fehlt der Antrieb. Also bin ich depressiv. Ich muss mich dementsprechend nur mehr anregen und mich außerdem mit den Problemen auseinander setzen, die mich unbewusst lahm legen." Das ist so ungefähr das Gegenteil von dem, was sie wirklich brauchen: „Ich bin schlapp! Aha, mir fehlt die Kraft, deshalb werde ich mich etwas ausruhen."

Man braucht eine Menge Selbstsicherheit, um sich von diesen Denkstrukturen abzugrenzen. Doch gerade die schwindet, wenn man durch seinen kranken Körper in seinem Körperempfinden zutiefst verunsichert ist. Hier sehe ich Probleme in der Psychosomatik, auf die wir in Kapitel 8 zurückkommen werden.

Im Dschungel der Therapieangebote

Wir kommen zum fünften Szenario:

Der Facharzt, an den Sie überwiesen wurden, ist sehr an Ihrem Fall interessiert. Immer neue Untersuchungen und Therapien werden vorgenommen. Irgendwann fragen Sie sich, wem hier eigentlich mehr gedient wird: der Wissenschaft, der Pharmaindustrie oder Ihrer Gesundheit.

Medizin wird – wie alle anderen Lebensbereiche auch – immer kommerzieller. Alles muss sich rechnen, auf Seiten der Krankenkassen, der Ärzte und des Staates. Die Pharmaindustrie ist ein mächtiger Wirtschaftszweig, der wie alle anderen versucht, mit gutem Marketing möglichst viel und einträglich zu verkaufen. Dabei kommt es leider nicht immer auf die Nützlichkeit der Medikamente an.

Manche Krankheiten werden sogar künstlich erfunden, wie Jörg Blech in seinem Buch *Die Krankheitserfinder – Wie wir zu Patienten gemacht werden*[18] darstellt. Er hat recherchiert, wie neue Krankheiten definiert werden, indem ein Befund, der früher als normal galt, als krankheitswertig erklärt wird. Alle Menschen, die in diesem Bereich liegen, werden plötzlich als behandlungsbedürftig angesehen. Ein bekanntes Beispiel ist der Cholesterinwert. Blech zeigt in seinem Buch, dass die Änderung der Regelwertgrenzen oft mit der Entwicklung der entsprechenden Medikamente einhergehen. Krankheiten werden kreiert, damit Arzneien, die Abhilfe schaffen können, überhaupt erst auf den Markt gebracht werden können.

Außerdem weist Blech auf Krankheiten hin, die dem *Patienten* etwas einbringen. „Manche Krankheiten gibt es nur, weil die Betroffenen etwas dafür bekommen: Freizeit, Rente, Trost." Zu den „nützlichen Krankheiten" zählt Blech Schleudertraumata und Rentenneurosen, die in armen Ländern unbekannt seien. Sein Fazit lautet: „Wenn man die Menschen dafür belohnt, werden sie prompt krank."[19]

Sie haben also die Nase voll von der Geschäftemacherei und suchen sich einen Arzt, der sich auf Naturheilkunde versteht. Doch Sie müssen feststellen, dass es hier ganz ähnlich zugeht. Unüberschaubar viele Hersteller bieten ihre Produkte an und jeder will Sie davon überzeugen, dass Sie etwas verpassen, wenn Sie seine Angebote nicht wenigstens einmal ausprobieren.

Ständig neue Modewellen rollen über den Gesundheitsmarkt hinweg, zum Beispiel in Form von Nahrungsmittelergänzungen und Wellnessprodukten. Erst schwört man auf Grapefruit, dann auf Teebaumöl, zur Zeit ist Aloe Vera in aller Munde und Regale. Behandlungsangebote wie Darmspülungen, Sauerstofftherapie, Bioenergetik und Entgiftungskuren hören sich alle irgendwie gut und zumindest ungefährlich an. Darüber hinaus findet sich zu jeder Kur wenigstens eine Person, die sie sehr empfehlen kann. Einziges Problem: Das geht alles ganz schön auf den Geldbeutel. Wenn Sie dann einmal kritisch nachfragen, bekommen Sie wahrscheinlich den Satz zu hören: „Ihre Gesundheit sollte Ihnen das wert sein." Manche Langzeitkranke sind durch immer neue Therapieversuche regelrecht verarmt, weil sie „erst mal wieder gesund werden“ wollten.

Andere steigen tiefer ein in die Alternativmedizin und versuchen es mit Homöopathie, Akupunktur und Bachblüten. Die völlig anderen Heilungskonzepte verwirren sie und sie fragen sich, ob das alles nicht nur „Hokuspokus“ ist. Sie haben davon gehört, dass manche „Heil“-methoden tief in religiöse Praktiken einführen, die zum Teil zu realem Kontakt mit Mächten führen, die es nicht gut mit ihnen meinen. Tatsächlich ist die Grenze zwischen natürlicher Anwendung und übernatürlicher Beeinflussung oft nicht leicht zu ziehen, weil viele Anbieter aus dem esoterischen Bereich kommen und ihr Vokabular entsprechend gefärbt ist. Manch einer sträubt sich, eine Therapie zu wählen, die seine kosmischen Energien auffrischen will, obwohl damit oft ganz normale Gesundungsprozesse gemeint sind.

Andererseits gibt es Angebote aus fernöstlichen Kulturen, die sich sehr sonnig darstellen, aber in dunkle Abhängigkeiten führen können, wenn sie erst einmal über das Anfangsniveau hinaus auf die spirituellen Ebenen führen. Hier sind unter anderem Yoga, Reiki und Chi Gong zu nennen.

So befinden Sie sich also in diesem Dschungel und fragen sich, wie Sie sich durch das Dickicht schlagen und die essbaren Früchte von den ungenießbaren und von den Schlingpflanzen unterscheiden sollen. Dazu müssen Sie den zu erhoffenden Nutzen mit den zu erwartenden Kosten abwägen: Welchen Aufwand kostet die Therapie? Gibt es Nebenwirkungen zu erwarten, wollen Sie diese in Kauf nehmen? Und wie sieht es auf der finanziellen Seite aus? – Viele Fragen, die Sie eigentlich kaum alleine lösen können. Umso wichtiger ist es, einen Arzt an der Hand zu haben, dem Sie vertrauen können.

Ein neues Vertrauensverhältnis

Zum Glück gibt es aber auch noch ein sechstes Szenario:

Ihr Arzt hat Zeit für Sie, hört Ihnen zu, interessiert sich für Ihre persönlichen Umstände, ist kompetent und erarbeitet mit Ihnen ein Behandlungskonzept, das nach und nach Erfolge zeigt.

Dieses Idealbild ist wohl selten ganz zu verwirklichen. Ärzte sind einem Berg an Sachzwängen ausgesetzt, sodass sie oft selbst darunter leiden, wie wenig Zeit ihnen letztlich für die Begegnung mit dem einzelnen Patienten bleibt. Mehr Zeit wünschen sie sich auch, um sich über medizinische Entwicklungen sorgfältig auf dem Laufenden halten und die Einzelfälle ihrer Patienten gründlich studieren zu können.
Trotz dieser frustrierenden Realitäten kann es eine gemeinsame Basis geben, die es auch in Zeiten von Misserfolgen und Ratlosigkeit möglich macht, einander zu vertrauen. Dietrich Grönemeyer stellt die Beziehung zwischen Arzt und Patient in das Zentrum der Medizin zurück. Er will ein neues Verständnis schaffen und fordert, dass es wieder zu einem engen gegenseitigen Vertrauensverhältnis kommen muss. Vertrauen kann entstehen, wenn Arzt und Patient sich mit einer Portion Respekt begegnen und offen über die Belange des Patienten sprechen. Der Patient braucht Zutrauen in die Kompetenz des Arztes, das nicht nur durch Behandlungserfolge zu gewinnen ist, sondern auch durch Transparenz.

Wer heilt, hat bekanntlich Recht; aber auch wo es noch nicht zur Heilung gekommen ist, kann sich ein Patient dem Arzt anvertrauen, wenn er weiß, wie der Arzt die Lage einschätzt und warum er etwas tut. Ich empfinde ein solches Verhalten mir gegenüber als äußerst wohltuend und bin gerne bereit, Risiken und Fehlschläge mitzutragen, wenn ich vorher mit einbezogen worden bin.

Der Arzt ist seinerseits genauso gefragt, seinen Patienten echtes Vertrauen entgegenzubringen. Aus privaten Gesprächen mit praktizierenden Ärzten weiß ich, dass sie ihren Patienten oft skeptisch gegenüberstehen. Da fallen Sätze wie: „Der stellt sich doch an!“, „Viele wollen sich nur krankschreiben lassen“ oder „Die Hälfte meiner Patienten kommt, weil sie niemanden zum Zuhören haben.“ Sie haben es satt, die Seelsorger der Gesellschaft spielen zu müssen, zumal sie dafür überhaupt nicht ausgebildet sind. Und wenn dann der vierte Patient mit dem abstrusen Therapievorschlag aus der neuen Illustrierten wedelt und enttäuscht ist, wenn er als Arzt nicht sofort auf diesen Zug aufspringt, kommt auch schon mal der Vorwurf: „Wer hat denn studiert, er oder ich?“ Manche haben zudem einschlägige Erfahrungen mit überzogenen Erwartungen und haben sich auf die Haltung zurückgezogen, sich nicht an den Karren fahren zu lassen – sonst wird man am Ende noch verklagt.

Vertrauen kann also von beiden Seiten aufgebaut werden. Von Seiten des Arztes können schon Kleinigkeiten innerhalb der Praxisräume den Patienten vermitteln, dass sie hier als Menschen wahrgenommen werden: im Wartezimmer gemütliche Rattansessel statt harter Plastikstühle, dazu ein Wasserautomat, nette Pflanzen und Zeitschriften, die höchstens ein paar Wochen alt sind. Eine Terminorganisation, die wirksam darauf abzielt, Patienten nicht stundenlang warten zu lassen, setzt ein Zeichen, dass es hier nicht nur um den Arzt geht.

Das Wichtigste ist eine offene Kommunikation. Wenn ein Arzt sich erst einmal anhört, welches Anliegen der Patient vorzutragen hat, oder nachfragt, wie er mit den bisherigen Behandlungsmaßnahmen zurechtgekommen ist, fühlt sich der Patient als Gegenüber ernst genommen und ist seinerseits bereit, mitzuarbeiten. Vielleicht gibt es wichtige Beobachtungen und Informationen, die nur er über sich weitergeben kann, etwa über Tagesverläufe und Symptomreaktionen. In gewisser Weise ist der Patient der Experte für seinen eigenen Körper und Mediziner kommen immer mehr darauf, dass es vernünftig ist, sein Wissen über sich mit einzubeziehen. So können Arzt und Patient gemeinsam arbeiten, anstatt sich in Kämpfen gegenüberzustehen. Sie verbünden sich gegen den eigentlichen Feind: die Krankheit.

Der mündige Patient

Damit kommen wir zum letzten Szenario:

Ihre Erkrankung entpuppt sich als komplexer, als Ihr Hausarzt zunächst angenommen hatte. Es kommt zu Reibereien zwischen Ihnen, weil Sie beide überfordert sind. Sie verstehen, dass Sie selbst aktiv werden müssen, und beginnen, sich zu informieren. Nach und nach entwickelt sich eine Verständigungsbasis zwischen Ihnen. Ihr Arzt macht immer wieder Vorschläge, bezieht aber auch Ihre Eigeninitiativen mit ein.

Es stellt sich heraus, dass Sie manche Aspekte mit anderen Fachärzten, Physiotherapeuten usw. angehen müssen und dass die „Zentrale" für Ihren Behandlungsprozess letztlich bei Ihnen liegt. Sie lernen, diese Verantwortung anzunehmen und sich ein Beratungsnetz aufzubauen, sodass Sie Ihre Entscheidungen nicht völlig aus sich selbst heraus treffen müssen. Sie lernen aber auch immer mehr, Ihrer Wahrnehmung zu vertrauen und Ihre Entscheidungen mit Ihrem Bauch, Kopf und Herzen abzustimmen. So werden Sie zu einem mündigen Patienten, der seine Erwartungen an die Ärzteschaft an die Wirklichkeit angepasst hat und sein Schicksal in die Hand nimmt. Es geht um *Sie* und *Ihre* Gesundheit!

Dieser Zirkus kostet viel Kraft. Bringen Sie viel Geduld mit und lassen Sie sich nicht unterkriegen. Manchmal ist es sogar die beste Entscheidung, sich ein paar Wochen oder Monate vom Medizinbetrieb *Urlaub* zu nehmen, indem man nur die nötige Dauermedikation aufrecht hält, um auch mal wieder für andere

Seiten des Lebens freie Kapazitäten zu haben. Wenn Sie selten „Auslauf“ aus Ihrem Käfig haben, ist die wenige Zeit außerhalb zu kostbar, um sie ausschließlich in der Zirkusmanege zu verbringen.

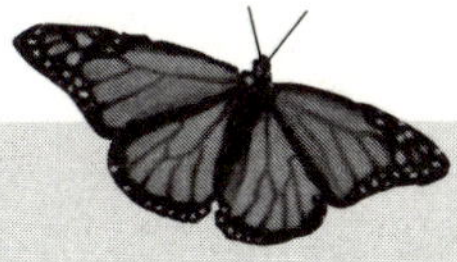

Anstoß für Kranke

Über diese Fragen kann ich nachdenken:

- Besteht zwischen mir und meinen Ärzten eine Vertrauensbasis?
- Bin ich damit im Reinen, was mit meinem Körper therapeutisch gemacht wird?
- Habe ich mich genügend informiert?
- Sind meine Erwartungen den Ärzten gegenüber angemessen?
- Habe ich gelernt, mich in unangenehmen Begegnungen und Untersuchungen innerlich zu schützen?
- Lebe ich eine Balance zwischen Eigeninitiative und Gelassenheit?
- Gibt es etwas, was ich meinem Arzt gegenüber einmal ansprechen sollte?

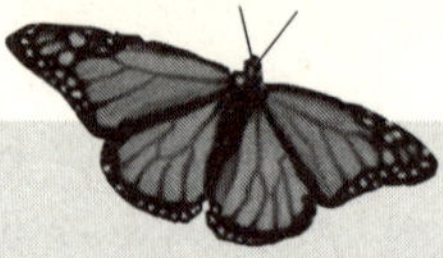

Anstoß für Ärzte

Die Zeit mit mir ist für den Patienten von großer Bedeutung. Wenn ich ihm von Mensch zu Mensch begegne, kann ich mich mit ihm gegen seine Krankheit verbünden. Ich darf offen und verständlich sprechen und Grenzen meines Wissens eingestehen.

Kapitel 3

Wo kommen die Brötchen her?

Ich muss nun
Doppelt so viel schlafen
Ich kann nur noch
Ein Viertel so viel arbeiten
Aber ich habe noch
Genauso viel Hunger

Wie komme ich an meine Brötchen?

Das nächste Problem, mit dem sich der kranke Schmetterling konfrontiert sieht, ist seine Versorgung. Wie soll er zu seinem Nektar kommen, wenn er nur noch selten auf die Blumenwiese fliegen kann?

Krankheit wird, besonders wenn sie länger anhält, früher oder später auch zu einem finanziellen Problem. Zum einen fallen auf der Einkommensseite Einnahmen aus, zum anderen steigen die Ausgaben für die Gesundheit – auch die, die man nicht zurückerstattet bekommt: zusätzliche Fahrten, Zuzahlungen für Medikamente, nicht erstattungsfähige Therapien und Arzneien.

In Deutschland haben wir glücklicherweise hoch entwickelte Sozialsysteme, sodass wir nicht gleich vor dem finanziellen Abgrund stehen. Auch wenn wir gegenwärtig erleben, wie einige Errungenschaften des Sozialstaats zurückgenommen werden, gibt es doch Absicherungssysteme, die wir so gut wie möglich nutzen sollten.

Unser Gesundheitssystem in Deutschland

In Deutschland gibt es zwei grundlegende Arten der Krankenversicherung: Die gesetzliche und die private. Die Bedingungen variieren im Detail von Kasse zu Kasse. Generell stehen einem normalerweise folgende Hilfen zur Verfügung:

- Wenn Ihr Arzt Sie krankschreibt, bekommen Sie in den ersten 6 Wochen Ihr volles Gehalt vom Arbeitgeber weitergezahlt (*Lohnfortzahlung im Krankheitsfall*).
- Danach springt die Krankenkasse mit dem *Krankengeld* ein. Parallel wird versucht, Sie über Reha-Maßnahmen etc. in den Arbeitsprozess zurückzuführen.
- Sehen Sie die Möglichkeit, einen Teil Ihrer bisherigen Arbeitszeit zu schaffen, können Sie eine *Wiedereingliederungsmaßnahme* in Anspruch nehmen: Sie steigen an Ihrem alten Arbeitsplatz mit einer Teilzeitbeschäftigung ein, die Sie je nach Vereinbarung stufenweise auf die alte Arbeitszeit erhöhen. Ihren Lohnausfall gleicht in diesem Fall die Krankenkasse anteilig aus.
- Hindert die Erkrankung Sie langfristig daran, ins Berufsleben zurückzukehren, haben Sie Anspruch auf eine krankheitsbedingte Frührente, die so genannte *Erwerbsminderungsrente*.
  - Das alte System der Berufsunfähigkeits- und Erwerbsunfähigkeitsrente wurde 2001 ersetzt durch die neue *Erwerbsminderungsrente*. Sie ist in zwei Stufen eingeteilt: Die *teilweise Erwerbsminderungsrente* erhält, wer zwischen 3 und 6 Stunden täglich arbeiten kann; die *volle Erwerbsminderungsrente* bekommt derjenige, der auch keine 3 Stunden täglich schafft. Berechtigt ist weiterhin, wer mindestens 3 Jahre in die Sozialversicherungen eingezahlt und zusammen mit anderen anrechenbaren Wartezeiten mindestens 5 Jahre allgemeine Wartezeit erfüllt hat.
  - Die Berechnung erfolgt wie üblich nach komplizierten Verrechnungen von hochgerechneten Arbeitszeiten und Ein-

zahlungen. Insgesamt liegen die Auszahlungen niedriger als beim alten System, und so werben seit einigen Jahren viele Versicherungen mit privaten Zusatzabschlüssen, die allerdings nur dem offen stehen, der noch nicht krank ist. Außerdem werden immer häufiger nur befristete Renten bewilligt (längstens 3 Jahre, bis zu zweimal verlängerbar). Wenn nach 9 Jahren keine Besserung eingetreten ist, werden sie in eine unbefristete Rente umgewandelt.

- Unabhängig von der Versicherungsart und dem Arbeitsstatus hat jeder in Deutschland die Möglichkeit, eine *Schwerbehinderung* zu beantragen. Je nach Schweregrad (GdB) erhält man im Arbeitsleben, bei der Steuer und bei öffentlichen Dienstleistungen verschiedene Vorteile.
- Wenn eine erhebliche Pflegebedürftigkeit durch den Medizinischen Dienst der Krankenkassen festgestellt worden ist, tritt seit 1995 die *Pflegeversicherung* ein. Die Höhe der Leistungen ist nach oben begrenzt und hängt vom Grad der Pflegebedürftigkeit ab (3 Pflegestufen).

Die aktuellen Reformen

Dank der Gesundheitsreform ist unser Gesundheitssystem zurzeit stärker im Fokus des öffentlichen Interesses als je zuvor. Die Krankenkassen müssen sparen und Missbrauch soll wirksamer vorgebeugt werden. Der Umbau des Sozialstaats scheint unvermeidlich, um angesichts neuer globaler Begebenheiten unsere soziale Marktwirtschaft wenigstens im Kern erhalten zu können. Man kann es von verschiedensten Seiten hören: „Es wird sich eine Menge ändern müssen, damit das meiste so bleiben kann, wie es war." Ob mit den aktuellen Reformen die geeigneten Mittel gefunden wurden, wird sich in den nächsten Jahren erweisen. Tatsache ist, dass mit der ersten Stufe der Gesundheitsreform, die zum Jahresbeginn 2004 in Kraft trat, neue Belastungen für gesetzlich Krankenversicherte entstanden sind:

- **Die Praxisgebühr:**
  Bei jedem ersten Arztbesuch im Quartal müssen gesetzlich Versicherte eine Gebühr von 10 Euro zahlen (ohne Überweisung zusätzlich 10 Euro bei weiteren Erstbesuchen bei Fachärzten).

- **Zuzahlung bei Medikamenten:**
  Bei allen Rezepten wird eine Zuzahlung zwischen 5 und 10 Euro verlangt. Nicht rezeptpflichtige Medikamente werden nur noch in begründeten Ausnahmefällen erstattet.

- **Andere Zuzahlungen:**
  Für Hilfsmittel (z. B. Rollstuhl oder zum Verbrauch bestimmter Hilfsmittel wie Binden und Einmalkatheter), Fahrtkosten (unter bestimmten Bedingungen) und alle weiteren Leistungen gilt ebenfalls das Prinzip: zwischen 5 und 10 Euro Zuzahlung pro Posten.

- **Zahnersatz:**
  Zum Jahresbeginn 2005 ist die neue Regelung für Zahnersatz in Kraft getreten; dieser fällt nun nicht mehr unter den normalen Versicherungsschutz, sondern muss mit einer Zusatzversicherung abgedeckt werden.

Damit die Eigenbeteiligung der Patienten einen zumutbaren Rahmen nicht überschreitet, ist eine *Obergrenze* für die Summe aller Zuzahlungen festgelegt worden: 2 % des Bruttojahreseinkommens (pro Kalenderjahr). Im Rahmen der Härtefallregelungen haben chronisch Kranke nur eine Zuzahlung in Höhe von 1 % zu tragen *(Chronikerregelung)*. Seit 2004 ist es also wichtig, sich von seiner Krankenkasse offiziell als „schwerwiegend chronisch krank“ einstufen zu lassen (vgl. Kasten in Kapitel 1).

Nachbesserungen der Gesundheitsreform werden laufend diskutiert, sei es eine Erweiterung des Ausnahmekataloges für erstattungsfähige rezeptfreie Medikamente oder eine Chronikerdefinition, die akut Krebskranke mit einschließt, auch wenn diese deswegen noch kein Jahr lang in Behandlung sind. Für die nächsten Jahrzehnte denkt man über weitere Veränderungen nach. Wie es wirklich weitergehen wird, kann zurzeit niemand voraussehen. Vielleicht sind diese Angaben schon überholt, wenn Sie dieses Buch in den Händen halten. Wie Sie sich auf dem Laufenden halten können, erfahren Sie im Info-Kasten.

Kämpfe mit Gutachtern

Als ich zum ersten Mal in die örtliche CFS-Gruppe kam, steckte ich noch im Studium und hatte damit von arbeitsrechtlichen Vorgängen keine Ahnung. Das erste Wort, das ich in seiner Tiefe verstehen lernte, war das Wort „Gutachter“. Ungefähr die Hälfte der Gruppenmitglieder war in irgendein Verfahren verwickelt, das ihnen die Anerkennung als Kranke sichern sollte, dessen Endziel ihre finanzielle Grundversorgung darstellte. Die einen mussten zum Gutachter der BfA (Bundesversicherungsanstalt für Angestellte), die anderen zum Amtsarzt, und eine zusätzlich noch zur Berufsgenossenschaft.

Immer wieder erzählten sie hinterher frustriert, dass ihnen nicht geglaubt worden sei. Ich fand es ziemlich offensichtlich, dass wir alle ganz schön krank waren, aber Sparzwänge sind besonders leicht umzusetzen, wenn Patienten eine umstrittene Diagnose haben – ganz egal, wie schlecht ihr Zustand ist. Inzwischen haben es die meisten von ihnen geschafft, wenigstens für die nächsten Jahre, und wir haben ein paar Feste gefeiert. Doch die Kämpfe haben unglaublich viele Nerven gekostet.

Meinen ersten eigenen Gutachtertermin hatte ich auf dem Sozialamt, nachdem ich einen Antrag auf Anerkennung einer Behinderung gestellt hatte. Denn nachdem ich eine Weile in der Innenstadt von Gießen gewohnt hatte, hatten sich bei mir die Knöllchen wegen Falschparkerei gehäuft, weil es oft unmöglich war, einen legalen Parkplatz zu bekommen, von dem aus ich noch nach Hause laufen konnte. Nun wollte ich endlich einmal das Verfahren für die Feststellung einer Behinderung in Angriff nehmen. Immerhin war ich schon seit einigen Jahren Rollstuhlbenutzerin. Die Arztberichte, die ich eingereicht hatte, klangen ebenfalls stichhaltig, und so bekam ich eine Einladung zur Untersuchung auf dem Versorgungsamt.

Insgeheim dachte ich, dass es eigentlich nicht so schwierig sein dürfte, die Gutachter von meiner Bedürftigkeit zu überzeugen. Doch was dann folgte, glich den bekannten Geschichten: „Machen Sie doch mal diese und jene Bewegung." Natürlich konnte ich das, und ich erklärte der Ärztin, dass ich nicht funktionell eingeschränkt sei, sondern im Kräftepotenzial. Ich kann eigentlich jede Bewegung ausführen, aber eben nicht besonders oft. Sie bat mich, das Maß der Einschränkung zu beschreiben. Ich hatte mir ein paar prägnante Beispiele überlegt, um meinen normalen Tagesablauf mit seinen Begrenzungen zu schildern. Außerdem stand das ja alles schon in den Berichten meiner behandelnden Ärzte.

Als ich an den Punkt kam, dass ich zwar die Treppen zum 3. Stock meiner Wohnung einmal gehen könnte, aber nicht mehrmals hintereinander, und mir deshalb zum Beispiel angewöhnt habe, zu planen, wann ich etwas hinuntertragen muss, hob sie den Kopf und fragte: „Und das finden Sie gut?"

Dass ich für Strecken, die länger sind als ein paar Hundert Meter, einen Rollstuhl brauche, missfiel ihr genauso, anstatt sie von der Notwendigkeit eines Behindertenausweises zu überzeugen. Unsere Diskussion brachte keinen Fortschritt und ich wurde schließlich mit einem Behinderungsgrad von 30 % abgespeist – worauf man sich eigentlich nur ein Ei pellen kann. Gut, ich will nicht ungerecht sein, eine winzige Erhöhung im Steuerfreibetrag gibt es auch noch, aber an die Grenze bin ich bis jetzt noch nie gekommen.

Mein Folgeantrag zwei Jahre später, in dem ich noch meine chronischen Wirbelsäulenprobleme anführte, hievte mich dann auf phänomenale 40 %, auf die man sich ungefähr genauso viele Eier pellen kann wie auf 30 %. Arbeitsrechtlich interessanter wird es erst ab 50 % und für den ersehnten Parkausweis hätte ich 100 % mit zusätzlicher schwerer Gehbehinderung gebraucht. Das wird für mich wohl mein Leben lang unerreichbar bleiben, und so wohne ich inzwischen in einer Gegend mit vielen Parkplätzen.

Löcher im sozialen Netz

Trotz der relativ guten Sicherungssysteme in Deutschland müssen viele chronisch Kranke irgendwann um ihr Recht kämpfen, sei es für die Rente, den Behindertenausweis oder die Rückerstattung bei der Krankenkasse. In vielen Fällen ist es angesagt, sich einen Anwalt zu suchen, der sich im Sozialrecht auskennt. Viele wenden sich an den *Sozialverband VdK* („Verband der Kriegsbeschädigten, Kriegshinterbliebenen und Sozialrentner Deutschlands"), um Beratung und Rechtsbeistand zu bekommen. Der VdK ist ein starker Verband mit über einer Million Mitgliedern, der bei Regierungen und anderswo die Interessen von Behinderten und anderen sozial Benachteiligten vertritt. Er verfügt über ein dichtes Netz von Zweigstellen, und die erste Rechtsberatung dort ist sogar für Nicht-Mitglieder kostenlos.

Doch manchmal kann auch die beste juristische Hilfe nicht verhindern, dass man durch die Maschen des sozialen Netzes fällt. Das Problem der irrtümlichen Psychiatrisierungen haben wir schon angesprochen. Kommen medizinische Gutachter nun fälschlicherweise zu der Einschätzung, dass man die Krankheit nur vortäuscht, muss man bald um seine Sozialleistungen bangen. Leider gibt es das Problem der Simulanten tatsächlich und es ist nicht leicht, im Einzelfall zu entscheiden, wer wirklich krank ist und wer sich nur geschickt verstellt.

Und dann gibt es noch den unglücklichen Umstand, dass man einfach zu früh in seinem Leben krank geworden ist. Wenn die Krankheit (wie bei mir) noch zu Schulzeiten ausbricht, hat man keinen Anspruch auf eine Erwerbsminderungsrente, selbst wenn man einige Jahre in die Sozialsysteme einzahlen könnte. Abgesehen davon würde sie minimal ausfallen, wenn man als Kranker nur teilzeitig arbeiten konnte und die Rentenhöhe entsprechend anteilig berechnet wird. So bleibt nur die Sozialhilfe, und die greift je nach Einkommensverhältnis der Eltern auch noch auf sie zurück.

Für mich persönlich bedeutet das, dass ich ganz auf meine Familie angewiesen bin. Zum Glück stehen meine Eltern hinter mir. Mit einem vorgestreckten Erbteil konnten sie mir sogar ein finanzielles Polster verschaffen, sodass ich nun frei bin, mir das zu meiner kleinen freiberuflichen Tätigkeit dazuzuschießen, was ich zum Leben brauche.

Es ist sicher vernünftig, dass alles versucht wird, um die Kosten im Gesundheitswesen zu senken. Doch wer wirklich schwer krank ist und Unterstützung verdient, hat es nicht leicht: Er muss nicht nur mit seiner Krankheit mit all ihren Auswirkungen im Alltag fertig werden, sondern oft auch noch um sein finanzielles Überleben kämpfen. Wer meint, dass man bequem auf Kosten der arbeitenden Bevölkerung leben wolle, macht sich keine Vorstellungen davon, wie viel Nerven und Stehvermögen einem der Weg durch die Instanzen abverlangen kann.

Ist dieser Schritt erst einmal geschafft, kann man aufatmen. Wer seine finanzielle Grundlage gesichert hat, ist meist ganz anders in der Lage, sich konstruktiv mit seinen verbleibenden Möglichkeiten auseinander zu setzen. Wenn der Schmetterling weiß, wo sein Nektar herkommen wird, kann er sich beruhigter seinem Käfig zuwenden und Wege suchen, das Beste aus diesem Ort zu machen.

So kommen Sie zu Ihrem Recht

- Infos zu allen Rechtsfragen: VdK-Bundesgeschäftsstelle, Wurzerstraße 4a, 53175 Bonn, Tel. 0228/ 82093-0, Fax: -46, VdK.Deutschland@t-online.de, www.vdk.de

- Infos zur Gesundheitsreform beim Bundesgesundheitsministerium (www.bmgs.bund.de) oder Ihrer Krankenkasse (z. B. www.aok-bv.de) oder www.die-gesundheitsreform.de (vom Deutschen Institut für Medizinische Information)

- Infos zu Medikamenten und ihrer Erstattungsfähigkeit: Bundesvereinigung Deutscher Apothekenverbände (ABDA), Kommunikation und Öffentlichkeitsarbeit, Jägerstr. 49/50, 10117 Berlin, www.aponet.de, presse@abda.aponet.de

- Infos und Antrag zur Erwerbsminderungsrente: Bundesversicherungsanstalt für Angestellte (BfA), Zentrale der Hauptverwaltung: 10704 Berlin, Tel. 030/ 8651; kostenlose Service-Hotline: 0800 333 1919.

- Infos zur Anerkennung auf Schwerbehinderung: Versorgungsämter, VdK (Adresse s. o.), Antragsformulare beim hiesigen Versorgungsamt.

- Die alte Broschüre Anhaltspunkte für die ärztliche Gutachtertätigkeit im sozialen Entschädigungsrecht und nach dem Schwerbehindertengesetz (1997) ist neu aufgelegt worden als:
  Anhaltspunkte, Erwerbsminderungsrenten, Pflegestufen,

VdK (Hrsg.), Alleinvertrieb durch den Sozialmedizinischen Verlag Karen Schillings, Spessartstr. 15, 41239 Mönchengladbach, Tel./Fax 02166/61997, ISBN 3–9808427–0–3, ca. 600 Seiten, Preis: 31,99 Euro.

- www.anhaltspunkte.de – „die Internetseite zum Schwerbehindertenrecht", mit ständig aktuellen Informationen über das Schwerbehindertenrecht sowie Kranken-, Pflege-, Renten- und Unfallversicherung.

- Infos zur Pflegeversicherung: bei allen Sozialämtern oder z. B. unter www.modernealtenpflege.de/Recht/Pflegeversicherung/body_pflegeversicherung.html

- Anwälte, die sich im Sozialrecht auskennen, finden Sie z. B. über den VdK (s.o.). Dort gibt es kostenlose Rechtsberatung, beim ersten Mal auch für Nicht-Mitglieder.

- Für Ihre spezielle Situation wichtige Tipps und Adressen bekommen Sie am besten bei einem Selbsthilfegruppenverband Ihres Krankheitsbildes; Kontakt über: Nationale Kontakt- und Informationsstelle zur Anregung und Unterstützung von Selbsthilfegruppen (NAKOS), Wilmersdorfer Straße 39, 10627 Berlin, Tel.: 030/31018960, Fax: 030/31018970, selbsthilfe@nakos.de, www.nakos.de

Anstoß für Kranke

Ich nehme mir Zeit, um mich über meine rechtliche Lage zu informieren und finanzielle Hilfen abzuchecken.

Wenn ich aktiv für mein Recht kämpfen muss, stelle ich mich der Lage und suche mir Verbündete: wohlwollende Ärzte, andere Kranke, Selbsthilfegruppenverbände und einen guten Anwalt im Bereich Sozialrecht.

Ich mache mir bewusst, dass das Zeit, Kraft und Nerven kosten wird, und plane meinen Alltag entsprechend.

Anstoß für Familien und Freunde

Ich mache mir bewusst, dass chronische Krankheit häufig auch in finanzielle Schwierigkeiten führen kann. Ich will dem Kranken bei seinen finanziellen und rechtlichen Kämpfen zur Seite stehen. Ob private Unterstützung von mir selbst oder anderen möglich wäre?

Kapitel 4

Mit einem kranken Körper leben

„Geht es Ihnen damit besser?"
„Nein, aber es tut gut."

Seit Tagen will ich anfangen, dieses Kapitel zu schreiben. Aber wie das so ist: Meinen Muskeln geht es schlecht, mein Kopf ist sehr müde, ich habe Schmerzen im Rücken, die letzte Bronchitis ist noch nicht richtig ausgeheilt, da entzündet sich schon eine neue Stelle im Hals ... eben das ganz normale Elend. Mein Druck wächst: Ich möchte doch weiterschreiben! Aber mein Körper lässt mich oft einfach nicht.

Wer seine Finanzen, Arzt- und Behördenkontakte einigermaßen in den Griff bekommen hat, bekommt dennoch immer wieder zu spüren, was chronische Krankheit vor allem anderen bedeutet: Mit einem kranken Körper leben. Der Schmetterling muss feststellen, dass sein Käfig teilweise einer Baustelle gleicht. Überall gibt es etwas zu flicken und zu reparieren, manchmal muss sogar ein kleiner Brand gelöscht werden. Der Schmetterling hat oftmals alle Füße voll zu tun, um dem Verfall seines Käfigs entgegenzusteuern. Unser Körper ist zu einem Problemträger geworden, den wir ständig mit uns herumschleppen. Was heißt es, mit diesem kranken Körper zu leben? Und wie können wir das, ohne verrückt zu werden? Folgende fünf Punkte sind in diesem Zusammenhang zu beachten:

1. Die Symptome in Schach halten

Manchmal halten Symptome und Folgekrankheiten einen so sehr auf Trab, dass man zu nichts anderem mehr kommt. Das ist frustrierend, denn die verbleibende Kraft und Zeit würden wir gerne in andere Bereiche stecken. Die Medizin bekommt eine neue Rolle zugewiesen: Ist sie normalerweise dazu da, um gesund zu werden (oder noch besser, wie es immer mehr propagiert wird, zur Vorbeugung/Prävention, damit man gar nicht erst krank wird), soll sie nun wenigstens stabilisieren (damit es nicht noch schlimmer wird und Folgeschäden verhindert werden) und Akutes behandeln (Infektionen, Entzündungen, Schmerzen etc.).

Die *Medikamenteneinnahme* kann zu einem zeitfüllenden Faktor werden. Bei regelmäßigen Einnahmen brauchen wir einen gut abgestimmten Tagesablauf, reservierte Schrankfächer für die Vorräte und Platz im Reisegepäck. Apothekengänge müssen regelmäßig erledigt werden, dazu Abrechnungen mit den Krankenkassen, vielleicht auch im Vorfeld Kämpfe um die Kostenübernahme.

Dann sind da *Schmerzen,* diese unsichtbaren Plagegeister. Wer noch nicht allzu viel mit ihnen zu tun hatte, kann kaum nachvollziehen, wie sie uns beeinträchtigen, fertig machen und an die Substanz gehen können. Schmerz ist nicht gleich Schmerz. Es gibt bohrende, stechende, pulsierende, lähmende, sanft ausstrahlende Schmerzen. Mancher breitet sich flächig aus, ein anderer piekt fein auf der Stelle herum, während die besonders fiesen durch den ganzen Körper jagen – je näher am Kopf, desto schlimmer (Zahn, Ohr, Migräne). Manche kommen in Schüben, andere lassen einen keine Minute lang aus ihren Klauen. Wenn sie vorbei sind, hat man das Gefühl, das Leben beginnt noch einmal von vorne.

Dazu kommen vielleicht *Termine* beim Physiotherapeuten, Kontrolluntersuchungen beim Facharzt oder in der Klinik, zusätzliche Krankenhausaufenthalte und bei akuten Komplikationen Notfallambulanzen und Notdienste. Erkrankungen wie Diabetes bringen es mit sich, täglich spritzen zu müssen. Eine gute Einstellung auf das Medikament ist lebenswichtig. Epileptiker haben mit Anfällen zu kämpfen, MS-Kranke mit Schüben.

Für manche häufig auftretende Krankheiten bieten einige Krankenkassen inzwischen komplette Programme an (so genannte *disease management programs*, DMP), um die medizinische Versorgung dauerhaft zu verbessern. Bei anderen Krankheiten sind die Verläufe so individuell, dass der Patient selbst entscheidend steuert, was er medizinisch unternimmt.

2. Auf die Signale hören

In diesem Selbstmanagement lernt man als Patient immer mehr, auf seinen Körper zu hören. Es ist ganz erstaunlich, was er uns alles darüber zu sagen hat, was er braucht und was ihm gerade helfen würde. Auf diese Weise habe ich entdeckt, wie ich meinen Tagesrhythmus am besten gestalten kann, und dass es meinen Muskeln gut tut, wenn ich sie mit lauwarmem Wasser einreibe. Selbst manche seltsamen Essgewohnheiten, die ich im Laufe der Jahre entwickelt habe, erwiesen sich im Nachhinein als medizinisch goldrichtig.

Manche Krankheiten machen äußerst wetterfühlig. Rheuma- und Fibromyalgiepatienten haben bei feuchtem, kaltem Wetter besonders mit Schmerzen zu kämpfen. Kopfschmerzpatienten reagieren auf bestimmte klimatische Druckverhältnisse. Viele angeschlagene Menschen brauchen bei Wetterwechseln eine Weile, bis sich ihr Körper auf die neuen Verhältnisse eingestellt hat.

Es ist enorm wichtig, dass wir lernen, unsere Grenzen zu erkennen. Jeder hat seine individuellen Warnleuchten, die signalisieren: Stopp, es ist zu viel! Bei dem einen sind es Kopfschmerzen, beim anderen Schwindel oder schwere Muskeln. Lernen Sie unbedingt, auf Ihre Signale zu hören! Vielleicht können Sie nicht immer darauf eingehen, aber es ist absolut wichtig, dass Sie lernen, sich selbst wahrzunehmen. Oft kann kein Mensch von außen Ihnen sagen, was Sie können und was nicht; Ihr Körper ist Ihre einzige Richtschnur.

Das klingt einleuchtend, ist aber nicht einfach zu lernen. Ich ertappe mich sehr häufig dabei, dass ich eigentlich in meinem Bauch die ganze Zeit weiß, dass es zu viel ist (was sich dann in den nächsten Tagen auch schmerzlich als wahr erweist), aber ich will es einfach nicht hören. Da sind so viele andere Stimmen in mir: mein Wille und Wunsch, wie ich mir diesen Tag vorgestellt hatte, die Forderung von außen, etwas erledigen zu müssen, oder die Angst, etwas zu verpassen, wenn ich da jetzt nicht mitgehe. Letztlich schneide ich mir damit ins eigene Fleisch, denn ich regeneriere mich viel schneller, wenn ich die Pausen rechtzeitig einlege.

Ein anderer Grund, warum es uns oft so schwer fällt, auf unseren Körper zu hören, ist, dass wir es einfach nicht gewohnt sind. Und wenn wir dann langsam hinter die Sprache unseres Körpers steigen, bleibt da noch die Unsicherheit: Ist das nicht Quatsch? Woher will ich das wissen? Ist das nicht irrational?

Einmal mailte ich einer Freundin, dass ich unser Treffen absagen müsste, weil ich mich einfach nicht gut fühlte. Einen halben Tag später hatte ich wirklich eine Halsentzündung und schrieb ihr fast erleichtert, dass ich nun tatsächlich krank geworden sei. „War mein Gefühl also richtig …“, hieß mein letzter Satz. Daraufhin mailte sie mir zurück: „Warum sollte dein Gefühl nicht richtig sein?“

Das hat mich zum Nachdenken gebracht. Warum sollte mein Gefühl nicht richtig sein? Weil ich es nicht beweisen kann, weil mir niemand bestätigen kann, dass es stimmt?

Übrigens sagt mir mein Körper schon seit geraumer Zeit, dass er unbedingt ein Päuschen einlegen möchte …

So halte ich meine Grenzen ein

Wenn Sie keinen Arzt haben, der Ihnen Ihre neuen Grenzen vorschreibt, dann tun Sie sich selbst diesen Dienst! Fällt es Ihnen schwer, diese selbst gesteckten Grenzen einzuhalten, können Sie sie aufschreiben und an einer Stelle aufhängen, die für Sie und vielleicht auch für andere gut sichtbar ist. Stellen Sie sich das so vor wie auf einem amtsärztlichen Attest: Es geht nicht um einen persönlichen Luxus, sondern Sie sollen sich an diese Grenzen wirklich halten. Ebenso können Sie sich Aktivitäten verordnen, von denen Sie festgestellt haben, dass Sie Ihnen gut tun.

Attest

Sehr geehrte Damen und Herren,
folgende Grenzen darf der Patient/die Patientin,

Herr/Frau ______________________________

auf keinen Fall überschreiten:

☐	Stunden/Tag Arbeit	(im Sitzen:	☐	Min./Stunden
		im Stehen:	☐	Min./Stunden)
☐	Termine/Woche			
☐	______________________			

Folgende Aktivitäten soll der Patient/die Patientin
regelmäßig durchführen:

☐ Stunden/Tag Ruhepausen

☐ mal/Woche an die frische Luft kommen
(Spaziergänge?)

☐ ______________________
(heiße Bäder, Massagen, Sauna?)

Mit wohlwollenden Grüßen

____
(Ort, Datum)

____
(Name/Namen)

3. Wege zum Wohlbefinden

So, nun sitze ich wieder am Computer. Neben mir steht eine Tasse leckeren Kräutertees, meine schmerzenden Muskeln habe ich mit Franzbranntwein eingerieben und auf dem Balkon die frische Luft ganz tief eingeatmet. Das ist die dritte Aufgabe der Medizin für chronisch Kranke: Pflegen und Lindern. Das tun, was gut und wohl tut. Auch wenn es den Allgemeinzustand nicht unbedingt bessert.

Welches Wohlbefinden ein normal gesunder Körper bereitet, merkt man nämlich erst, wenn es ausbleibt. Neben dem Ziel gesünder zu werden, ist es deswegen ungemein wichtig, dass wir uns in unserem kranken Körper einigermaßen wohl fühlen können. Es passiert so leicht und unbemerkt, dass wir einen Hass auf ihn entwickeln, weil er uns so viele Schwierigkeiten bereitet. Wer wollte es einem verübeln, wenn man dem grollt, der uns vom Leben abschneidet und uns Schmerzen und Leid bereitet? Doch unser Körper ist nur der Symptomträger. Unser Feind ist die Krankheit.

Unser armer Leib trägt aus, was unser Leben als Mensch angreifen will. Er braucht unsere volle Unterstützung. Schließlich ist er ein Teil von uns. Können wir unserem kranken Körper die Hand reichen und ihm ein geduldiger Freund sein? Nicht ein Sklaventreiber, der aus ihm noch das Letzte herauszuschlagen versucht? Es ist nicht leicht, ein gesundes Verhältnis zu einem kranken Körper zu entwickeln. Aber aus eigener Erfahrung kann ich sagen, dass es geht. Und das hat wiederum positive Rückwirkungen auf unsere Seele und unser Bild von uns.

Wir können eine Menge tun, um unserem Körper zu signalisieren, dass wir ihn schätzen. Machen wir es uns bequem, mit einer guten Matratze zum Schlafen und einer gemütlichen Couch am Tag. Die guten alten Hausmittel bieten viele Möglichkeiten, mit deren Hilfe wir uns selbst wohl tun können: Kräutertees, warme Milch mit Honig, eine Wärmflasche. Selbst in einer kleinen Duschwanne lassen sich angenehme Sitzbäder nehmen, wenn man keine Badewanne im Haus hat. Die modernen *Wellness*-Produkte bieten zusätzlich einen schier unerschöpflichen Markt. Vielleicht finden Sie ein paar Produkte, die Ihnen Erleichterung bringen.

Vielleicht können Sie andere mit einbeziehen, zum Beispiel für eine angenehme Fußmassage oder ein paar Streicheleinheiten. Ich persönlich bin zurzeit sehr froh über meine Physiotherapeutin. Sie hat ein gutes Händchen für mich und findet immer ein paar Muskeln, die sich lockern lassen. Ob sie tatsächlich eine nachhaltige Besserung erreicht, wird sich noch zeigen. Aber es ist schon Gold wert, mich alle zwei Wochen in meiner Haut einmal so richtig pudelwohl fühlen zu können.

Dies alles sollte nicht in Arbeit ausarten. Vielleicht sind es für Sie schon die bewusst gute Kleidung oder der bequeme Jogginganzug, die Ihnen zu einem guten Körpergefühl verhelfen. Es kommt nicht darauf an, dass Sie möglichst viel tun, sondern dass Sie sich jeden Tag wenigstens einmal das Gefühl vermitteln: Ja, ich mag meinen Körper!

4. Einen gesunden Lebensstil entwickeln

Ein allgemeiner gesunder Lebensstil bietet langfristig die beste Basis, um gesund zu werden. Es sind Binsenweisheiten, dass wir ausreichend Schlaf brauchen und uns gesund ernähren sollten, doch gerade diese grundlegende Bedürfnisse geraten oft aus den Augen, wenn Kranke von ihren Symptomen auf Trab gehalten werden. Es müssen nicht immer die teuren Wellness-Produkte sein, die auf ihrer Verpackung Gesundheit und Vitalität versprechen.

- *Ausreichender Schlaf.* Was für Sie „ausreichend" bedeutet, können Sie nur selber herausfinden. Ich komme mir oft albern vor, aber seit ich krank bin, brauche ich tatsächlich durchschnittlich 12 Stunden am Tag. Wenn ich sie nicht bekomme, werde ich immer *matschiger*, mein Nacken wird hart, die Gliedmaßen beginnen zu schmerzen und ich werde immer niedergeschlagener. Wenn ich ein paar Tage nacheinander meinen Schlaf nicht bekomme, liege ich prompt mit einem Infekt richtig im Bett.

- *Ausgewogene Ernährung.* Auch die *richtige* Ernährung kann für jeden sehr unterschiedlich ausfallen. Vielleicht lohnt es sich für Sie, mit verschiedenen Diäten zu experimentieren oder konsequent auf Zucker zu verzichten und Vollkornprodukte vorzuziehen. Für mich persönlich habe ich herausgefunden, dass es ausreicht, wenn meine Ernährung natürlich, abwechslungsreich und bekömmlich ist.

- *Frische Luft und Sonnenstrahlen.* Es tut fast immer gut, einmal an die frische Luft zu gehen. Wenn Sie nicht laufen können, ist es Ihnen vielleicht möglich, vor der Tür, auf dem Balkon oder am geöffneten Fenster die Luft tief einzuatmen. Suchen Sie das Licht in Ihren Augen und die Sonnenstrahlen auf Ihrer Haut.

- *Viel Wasser.* Neue Studien bestätigen, wie erstaunlich wirksam schlichtes Wasser ist.[20] Möglichst 2–3 Liter sollte man täglich trinken. Statt Kaffee und Schwarztee können Sie es einmal mit warmem Wasser probieren, und statt Saft trinken Sie kaltes Wasser. Die meisten Menschen gewöhnen sich sehr schnell daran.

- *Bewegung.* Bei vielen Erkrankungen ist die Bewegung ein schmerzhafter Punkt. Wir würden uns ja gerne bewegen, wenn wir nur könnten. Vielleicht finden wir Arten von Bewegung, die wir trotz unserer Symptomatik ausführen können.

Für mich sind das trotz meiner Erschöpfungsproblematik beispielsweise Dehn- und Streckbewegungen, um aus starren Positionen herauszukommen, ein paar Schritte umhergehen und tief durchatmen.

- *Zeitplanung.* Je nach Krankheitsbild kann es sehr wichtig sein, seine Zeit vernünftig zu planen. Kraft soll für Wesentliches verwandt und Überbelastungen schon im Vorfeld vermieden werden. Die Planung sollte keinen Stress ausüben (dann ist sie vielleicht zu detailliert), sondern Struktur schaffen. Gibt es Tageszeiten, zu denen wir manche Dinge besonders gut machen können? Ist genügend Zeit für Ruhepausen vorgesehen? Ist es sinnvoll, einen Wochenrhythmus zu entwickeln?

5. Aktivitätsnischen entdecken

Kaum etwas schmerzt am Kranksein so sehr wie der Verlust an Aktivitäten. Doch so schwer es einen auch getroffen hat, es ist möglich, seine ganz persönlichen Nischen zu entdecken. Vielleicht beschränkt sich Ihr Aktionsradius auf Radio hören – dann können Sie doch Ihren geistigen Horizont wunderbar erweitern. Ihre Krankheit darf nicht dazu führen, dass Sie in einen Teufelskreis geraten, in dem Sie immer schwächer werden und dann auch mental einrosten, weil Ihnen die Anregung fehlt. Sie brauchen Bereiche, in denen es nicht um Ihre Krankheit geht.

Begrenzen wir also die Macht der Krankheit. Richten wir unseren Blick auch auf andere Dinge, erleben wir etwas, nehmen wir uns ab und zu *Ferien* von unserem kranken Körper. Solange wir uns ihm danach wieder zuwenden, hat das nichts mit Verdrängen zu tun, sondern mit einem ausgewogenen Lebensstil. Wir brauchen eine Balance zwischen unserem Kranksein und den anderen Seiten, die uns genauso ausmachen.

Vielleicht mag es kompliziert für uns sein, diese Nischen zu finden. Unternehmungen werden schwierig, wenn man immer erst alle Eventualitäten durchgehen muss, um abschätzen zu können, ob sie machbar sind. Urlaub wird zum Problem, wenn die Wege weit sind, Essenszeiten einen einschränken und ein striktes Programm einem nicht die nötigen Rückzugsmöglichkeiten lässt. Unbeständiges Wetter und laute Umgebung, die einem den Schlaf raubt, können die Erholung zum Fiasko machen.

Eine schwer kranke Frau hat zum Beispiel darin eine Nische gefunden, dass sie sich an besonders guten Tagen mit ihrem Mann in ein Café setzt. Für sie ist das etwas Besonderes und sie genießen es, dort zusammenzusitzen. Ich habe inzwischen einen *Ersatzsport* für mich gefunden: Kickern (Tischfußball). Wenn es mir sehr gut geht, ist dies ein gutes Ventil für mich. Ich liebe es, wenn der Ball hin- und herflitzt; ich spüre die Geschwindigkeit des Spiels und den sportlichen Kampf. (Der Schmetterling hat nämlich auch ein kleines Löwenherz in sich!)

Vielleicht fallen Sie zehnmal auf die Nase, bevor Sie eine Aktivitätsnische gefunden haben. Lassen Sie sich davon aber nicht entmutigen. Es ist frustrierend, seine Grenzen so hautnah zu spüren zu bekommen, doch auf lange Sicht werden Sie so auch Ihre Freiräume ausloten können.

Trotz all dieser Maßnahmen wird uns vielfach trotzdem nur übrig bleiben, unseren Körper *auszuhalten.* Manche Schmerzanfälle oder Phasen der Schlaflosigkeit lassen sich nicht bekämpfen. Man kann sie nur ertragen, bis sie irgendwann wieder vorbei sind. Wie wir uns die innere Kraft dafür erhalten können, wird Thema des nächsten Teils sein.

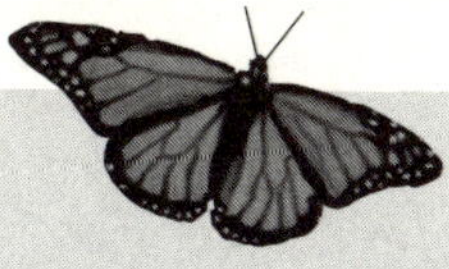

Anstoß für Kranke

Ich frage mich, ob ich die Krankheit mit ihren Symptomen konkret genug in meinen Alltag einplane.

Ich will lernen, besser auf meinen Körper zu hören.

Ich kann mir meine eigenen Wege zu echtem Wohlbefinden suchen.

Ich möchte einen gesunden (gesundheitsfördernden) Lebensstil entwickeln.

Ich lasse nicht locker, bis ich Aktivitäten herausgefunden habe, die für mich machbar sind.

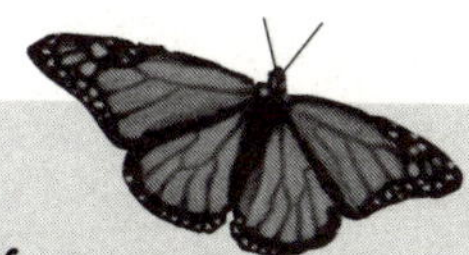

Anstoß für Beschäftigte im Gesundheitswesen

Ich will nicht nur die Heilung des Kranken suchen, sondern auch sein Wohlbefinden hier und jetzt aktiv fördern.

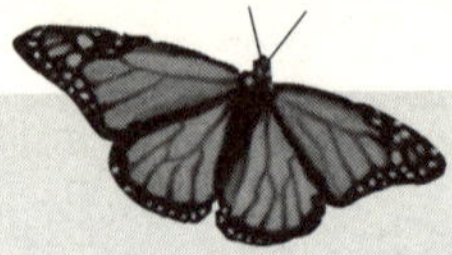

Anstoß für Familien und Freunde

Ich will den Kranken darin unterstützen, auf sich selbst zu hören. Ich kann ihm helfen, sich wohl zu fühlen, und gemeinsam mit ihm nach Aktivitäten suchen, die wir gut zusammen machen können.

TEIL 2

IDENTITÄT & GEFÜHLE

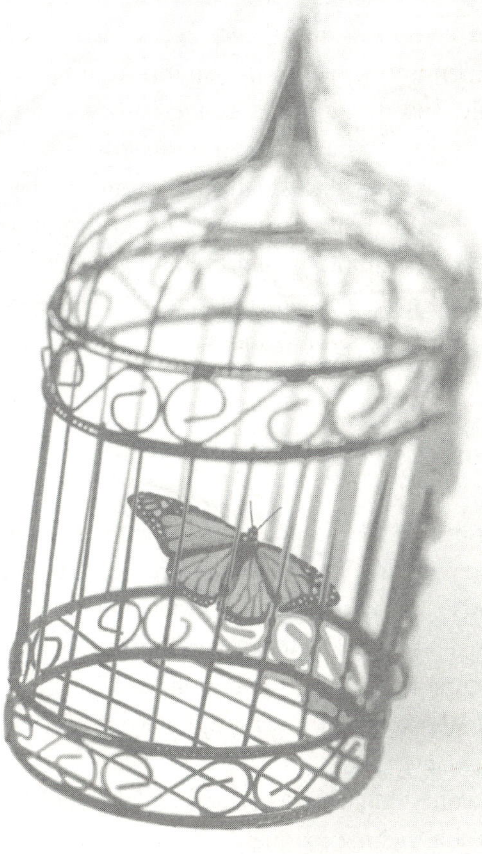

Kapitel 5

„Hilfe, wer bin ich (noch)?"

Wer bin ich noch?
Vorher, da war ich wer!
(Aber wer eigentlich?)

Nun haben wir also den Bereich der unmittelbaren bzw. praktischen Folgen verlassen und fliegen weiter. Moment, sagte ich fliegen? Nein, unser Schmetterling sitzt ja immer noch im Käfig. Die Baustelle hat er inzwischen einigermaßen unter Kontrolle, sein Nektar ist für die nächste Zeit gesichert, und auch mit seinen Ausflügen in die Zirkusmanege kommt er klar. Aber wie geht es ihm eigentlich mit all dem? Er hockt da auf dem Boden, traurig in sich verkrümmt, grau und staubig wie eine Kellerassel. Sein Käfig hat ihn ganz schön verändert und seine seelische Gesundheit angegriffen. Kein Wunder ...

Ein angeknackstes Selbstwertgefühl

Um es mal mit den Worten meiner Generation zu sagen: Krank sein ist so ziemlich das Uncoolste, was man sich vorstellen kann. Das nervt nicht nur die anderen, sondern – jawohl! – am meisten die Kranken selbst. Da hockt man die längste Zeit des Tages in Abhängklamotten in der Wohnung und ist mit seinen Zipperlein und Wehwehchen beschäftigt – wenn das nicht auf das Selbstbild schlägt!

Ich fühle mich manchmal entsetzlich langweilig. Aber nicht nur das – woher nehme ich meine Erfolgserlebnisse, wo kriege ich Bestätigung her, wenn ich am Arbeitsleben kaum noch teilnehmen kann? Oder wenn alles, was ich dort unter größter Kraftanstrengung erreiche, höchstens die Hälfte von dem ist, was ohnehin jeder andere bringt? Und wie steht es mit gesellschaftlicher Anerkennung, wenn ich mich kaum noch auf solchen Anlässen blicken lasse?

Eine Freundin schrieb mir, das Schlimmste am Kranksein sei für sie „das Rechtfertigen vor sich selbst, nicht so viel leisten zu können wie andere – auch wenn es keiner versteht." Diesen Druck verspüre ich auch sehr oft. Ich möchte so gerne viel tun, mich einbringen, etwas auf die Beine stellen. Ich empfinde es wie eine Dauerbeleidigung, aus dieser Mitgestaltung der Welt (zumindest teilweise) ausgeschlossen zu sein. Habe ich denn nichts zu geben?

Irgendwann kam mir die Frage: Was bin ich eigentlich noch wert? Ist es okay, dass ich als Erwachsene mehr Geld verbrauche, als ich selbst verdienen kann? Irgendwo steckt in mir diese „erste Menschenpflicht", mich selbst versorgen zu können. Da ich das nicht kann – stehe ich nun ständig in der Schuld von anderen?

Ich habe festgestellt, dass dieses Empfinden unter Kranken weit verbreitet ist. Manche geben sich kämpferischer und gehen erbost an die Decke, wenn soziale Leistungen gekürzt werden sollen. Aber unter diesem Schutzmantel habe ich oft die blanke Hilflosigkeit entdeckt. „Bin ich es wirklich wert, dass andere das Geld für mich mitverdienen?" Es hat auch etwas Demütigendes, Nutznießer des Systems zu sein. Das wird umso verständlicher, wenn wir uns vor Augen halten, in welchem gesellschaftlichen Klima wir uns bewegen.

Kollisionen mit dem Zeitgeist

Der *Zeitgeist* – so mysteriös dieses Wort klingt, so sehr wissen wir doch alle, worum es geht: Da sind bestimmte Gedanken, die so selbstverständlich geworden sind, dass sie jeder in sich aufgesaugt und meist kritiklos übernommen hat. Sie bestimmen nicht nur unser Denken, sondern sind so tief in uns verankert, dass sie das Lebensgefühl entscheidend prägen. Der Zeitgeist einer Epoche richtet sich oft gegen den Zeitgeist der vorangegangenen. Aber was einmal als Korrektur zu anderen Lebenseinstellungen angefangen hat, setzt sich nun durch und wird selbst einseitig.

So lange wir diesen Leitgedanken gerecht werden können, spüren wir sie nicht so sehr. Doch wenn wir dazu aus den verschiedensten Gründen nicht mehr in der Lage sind, kollidieren wir umso schmerzhafter mit ihren Ansprüchen. Im Folgenden finden Sie ein paar dieser – oft unausgesprochenen – Leitsätze, mit denen wir leben:

„Du bist, was du leistest."

Es hat sich herumgesprochen, dass wir in einer Leistungsgesellschaft leben. „Leistung soll sich wieder lohnen." Es liegt in unserer Natur, dass wir etwas aufbauen wollen und dafür auch bereit sind, uns ins Zeug zu legen. Umso befriedigender, wenn diese Leistung dann auch belohnt wird, so lassen wir uns noch lieber anspornen. Die deutsche Kultur ist besonders leistungsorientiert (und auch -fähig!). Das merkt jeder, der einmal eine Zeit lang im Ausland gelebt hat – wenn es nicht gerade New York, Paris oder die Schweiz war.

Wer da nicht mithalten kann, für den kann es schwierig werden. Denn die Situation auf dem Arbeitsmarkt und im Berufsleben ist so zugespitzt, dass selbst höchster Einsatz oft nicht ausreicht, um den Arbeitsplatz zu behalten. Immer mehr Menschen haben das Gefühl, nicht mehr mitzukommen. Die Latte liegt zu hoch, aber wer kann es sich heute schon leisten, weniger Leistung zu erbringen?

„Du bist toll, wenn du tolle Sachen machst."

Vor einiger Zeit hieß es noch, unser Problem sei, dass wir mehr Wert auf das *Haben* als auf das Sein legen würden. Heute hat sich der Akzent weiter verschoben; wir leben im *Machen*, statt im Sein. Das können berufliche Leistungen sein oder auch private Events. Es gibt so unglaublich viele Freizeitmöglichkeiten, und Medien und Werbung heizen uns immer weiter an, uns auch noch den neuesten Kick zu holen. Sonst gehören wir schnell zur Fraktion der Spießer und Langweiler. Selbst im Urlaub fühle ich mich schlecht, weil ich „nur" am Pool oder auf einem Felsen sitze oder einen Saft trinke, während die Sechzigjährigen munter wandern gehen oder ins kalte Wasser springen – ohne sich wie ich gleich eine Erkältung zu holen.

„Hauptsache Fun!"

Eng verbunden mit der Erlebnisgesellschaft ist die Spaßgesellschaft. „Wir amüsieren uns zu Tode", lautete schon 1985 ein bedeutendes Buch von Neil Postman. Wer nur ab und zu das Fernsehen anschaltet, der braucht hier wohl keine weiteren Erklärungen ...

„Auf das Image kommt es an."

Das klingt jetzt genauso oberflächlich, wie es tatsächlich ist. Die Medien, insbesondere die Werbung, trainieren uns permanent darauf, uns möglichst gut zu präsentieren. Auf das Image kommt es an, sei es nun eine Partei, eine Firma oder ein Fußballspieler. „Komme ich gut rüber?", lautet die Zauberfrage.

„Man muss nur wollen!“

Unterschwellig erliegen wir dem Glauben, eigentlich sei das Lebensglück doch für jeden zu schmieden, und das heißt meistens: Erfolg und Gesundheit sind machbar! Und wenn es nicht auf Anhieb funktioniert, gibt es noch viele gute Ratgeber – Bücher, Magazine und Talkshows –, in denen man mit den nötigen Tipps und Tricks versorgt wird.

Seit unsere Vorfahren sich im Abschied vom Mittelalter anschickten, die lästigen Fesseln der Tradition abzustreifen, spielen wir uns auf als die Herren der Welt. Autonome, „mündige Bürger“ wollten zeigen, wie sich mit dieser neu gewonnenen Freiheit alles viel besser und quasi wie von selbst zum Besseren entwickeln würde. Nun stehen wir also da, die Hände in den Hüften, bereit, alles anzupacken, was sich uns noch in den Weg stellt – und uns gleichzeitig so viel Freizeit lässt, dass wir unsere Angst, etwas zu verpassen, mit immer neuen Erlebnissen dämpfen können.

Der Psychologe Horst-Eberhard Richter schrieb schon vor über 25 Jahren von einer Kultur der Verleugnung, die darauf ausgerichtet ist, dem Leiden aus dem Weg zu gehen. Seine Worte klingen aktueller denn je:

Wer in unserer Zivilisation als sozial angepasst gelten will, übt sich darin, Leiden zu verstecken ... Zugrunde liegt die Phantasie, das Leiden in Schach halten zu können, wenn man es sich und den anderen nicht mehr zeigt ... Die Vorschrift lautet, Munterkeit und Zufriedenheit zu mimen, ... zum Ausdruck bringen, dass man in Ordnung ist, und andere darin bestätigen, dass sie in Ordnung seien ... Die Menschen richten sich so her, wie die Wirtschaft ihre Waren ausstattet: gefällig, attraktiv, zum Gebrauch ermunternd. Die Übereinstimmung mit den Prinzipien der Warenwirtschaft ist dabei alles andere als ein Zufall. Das rücksichtslose System der Wettbewerbswirtschaft fragt nicht mehr danach, wie es im Men-

schen innen aussieht. Wichtig ist nur, ob sie brauchbar sind, was man mit ihnen machen kann. Gut verwertbar ist aber nur, wer fit ist ... Wer kaputt ist, mit dem kann man nichts mehr anfangen. Der ist out, erledigt.[21]

Kein Wunder also, wenn Kranke angesichts dieser Großwetterlage in ihrem Selbstbewusstsein angeknackst sind.

Selbstwert und Identität

Doch bei diesen niederdrückenden Gefühlen müssen wir nicht stehen bleiben. Denn echter Selbstwert entspringt unserer *Identität*, und die wird durch unsere Krankheit nicht verändert.

Identität ist „die als Selbst erlebte innere Einheit der Person", so definiert es laut *DUDEN* die Psychologie. Jeder von uns ist als eine einzigartige, wunderbare Persönlichkeit geschaffen. Unser Wesen war von Anfang an in uns hineingelegt, ebenso unsere Begabungen und Besonderheiten. Im Laufe des Lebens entfalten wir dieses Wesen immer mehr. Unsere Identität war von Anfang an da; sie drückt sich nur je nach Entwicklungsstadium und Lebensumständen jeweils anders aus. Was wir haben, tun, leisten oder erleben, *folgt* aus unserer Identität und wie wir sie ins Leben bringen.

Wenn man Selbstwertgefühl auf Leistungen oder Erlebnisse baut, bewegt man sich also auf schlüpfrigem Boden. Denn man setzt auf die Resultate, und die hängen eben auch von den Lebensumständen ab, die wir nicht beeinflussen können. Der sicherere Weg ist es, seinen Wert direkt aus dem zu beziehen, was man *ist*. Das ändert sich nämlich nicht. Allerdings ist es wohl auch der schwerere Weg, denn dazu braucht man eine Ahnung davon, *wer* man denn nun eigentlich ist – unabhängig von allen Statussymbolen, Imagepunkten und Erfolgen.

Unser Käfig kann eine Chance sein, unser Schmetterlingswesen zu erkunden und unser Selbstwertgefühl tiefer zu gründen. Das ist nun leichter gesagt als getan. Wenn wir unseren Beruf aufgeben und unsere gesellschaftlichen Aktivitäten einschränken müssen, geraten wir schnell in eine handfeste Identitätskrise. Unser verändertes Körpergefühl tut sein Übriges dazu, dass wir uns in uns selbst nicht mehr zurechtfinden. Es mag eine ganze Zeit dauern, in der wir uns mit uns selbst beschäftigen, Gespräche mit anderen oder gute Literatur suchen, bis wir ein neues Fundament für unser Identitätsgefühl spüren.

Heute hören wir viel davon, dass man sich immer wieder „neu erfinden" könne und müsse. Dahinter steht wohl unsere Erfahrung, dass das Leben immer brüchiger wird, in verschiedene Bereiche und Phasen zerfällt. Ein immer höheres Maß an Anpassung und Flexibilität wird von uns eingefordert. Gleichzeitig haben wir mehr Freiräume, um uns ständig wieder neu auszurichten. Tatsächlich stecken in den Menschen ungeahnte Potenziale, sich auf veränderte Lebenssituationen einzustellen. Es gibt eine Zeit der Krise, doch wenn man sich ihr stellt, können sich neue Perspektiven formen.

Wir brauchen uns dabei nicht komplett neu zu erfinden, sondern können mit dem Material arbeiten, das wir mitbekommen haben. Es gibt eine Kontinuität in unserem Wesen, einen roten Faden in unserer Person. Das, was wir *sind*, kann uns niemand nehmen. In Kapitel 13 werden wir noch einmal darauf zurückkommen.

ÜBLICHE RECHNUNG

gefühlter Selbstwert = Leistung + Ergebnisse

→ kranker Mensch:

geringe Leistung
+ wenig Erlebnisse

---

geringer Selbstwert

NEUE RECHNUNG

gefühlter Selbstwert = Identität x Lebensgestaltung

→ kranker Mensch:

Identität x (das, was er aus seinen Lebensumständen macht)

= Selbstwert unabhängig vom Kranksein

Die richtige Distanz

Ich habe lange an der Frage herumgeknabbert, wie sehr ich mich mit der Krankheit identifizieren sollte und wollte. Immerhin machte sie mein Leben zu einem Gutteil aus. Ich spürte, dass ich kaputtgehen würde, wenn ich mich weiterhin ohne sie definieren und mich damit wie eine Gesunde behandeln und permanent überfordern würde. Aber irgendwann konnte ich nicht mehr unterscheiden zwischen dem, was ich da gerade leben musste, und dem, was ich als Person war.

Als ich von einer Erholungskur in meinen Alltag zurückkam und ein paar Wochen lang mehr Reserven hatte, war ich überrascht, was da wieder alles zu Tage kam: Ich hatte Ideen, knüpfte Kontakte und traf Verabredungen, und überhaupt fand ich mich endlich mal wieder richtig spritzig und sympathisch. Mir schoss es durch den Kopf: „Es ist ja alles noch da!" Ich hatte mich so sehr mit dem identifiziert, was die Krankheit aus meinem Leben gemacht hatte, dass ich mich so schlaff und grau fand wie meinen Alltag.

Im Deutschen sagen wir: „Ich *bin* krank." Das klingt wie eine Wesensbeschreibung; so, wie ich auch sagen würde: Ich bin eine Frau, groß, blond ... Auf Spanisch gibt es zwei verschiedene Verben für „sein". „Ich bin krank" heißt: „*estoy* enferma." Das ist etwas anderes als „*soy* una mujer" („Ich bin eine Frau"). „Estoy" (von „estar") bezeichnet einen Zustand, „soy" (von „ser") eine Wesenseigenschaft. Das ist eine wunderbare Möglichkeit, zwischen dem zu unterscheiden, was unsere Identität ausmacht, und den Umständen, in denen wir uns zurzeit befinden.

Auch bei langer Krankheit sagen die Spanier „*estoy* enfermo" („ich befinde mich im *Zustand* des Krankseins") – weil Kranksein nicht ihre Identität bedeutet. Das ist erst einmal eine sprachwissenschaftliche Überlegung, aber sie hat tatsächlich mein Leben umgekrempelt. Heute fühle ich mich befreit, weil ich begriffen habe: Egal, was diese Umstände noch aus mir machen, ich bin ich, Frauke, ein Schmetterling und keine Kellerassel.

Manchmal nenne ich Krankheit den „Feind in meinem Bett". Das ist eigentlich ein Filmtitel, und der Feind ist dort der Ehemann. Noch näher als der Partner ist der Feind, der sich in unseren eigenen Körper eingeschlichen hat. Gegen diesen Feind kann ich nicht immer ankämpfen. Ich kann mich nicht permanent gegen meine Lebensumstände auflehnen. Ich lebe schließlich jetzt und nicht erst dann, wenn ich wieder gesund bin.

Ich kann jedoch eine gesunde Distanz zu ihm aufbauen. Indem ich meinen Käfig annehme, aber mich nicht mit ihm identifiziere, erlange ich die Freiheit, mich aktiv mit ihm auseinander zu setzen und das Beste aus ihm zu machen. Ich bin keine Kellerassel, sondern ein Schmetterling im unfreiwilligen Exil.

Wenn Sie krank sind, dann lassen Sie sich eines sagen: Sie *sind nicht* die Krankheit! Sie sind eine einzigartige Persönlichkeit, und wenn Sie zurzeit krank sind, zeigt sich Ihre Persönlichkeit eben darin, wie Sie mit diesen misslichen Lebensumständen umgehen. Keiner wird es so tun wie Sie.

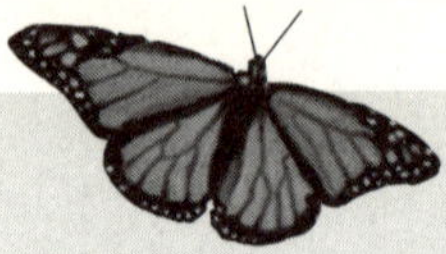

Anstoß für Kranke

Ich, ______________________ *(Name eintragen)*, bin nicht die Krankheit. Ich bin krank – das ist ein Zustand, keinen Eigenschaft. Ich bin ich, ______________________ , egal, ob ich krank oder gesund bin. Meine Identität zeigt sich darin, wie ich, ______________________ , mit meiner Situation *umgehe*.

Welche der beschriebenen Trends finde ich in meinen inneren Stimmen wieder? Was flüstern sie mir ein?

Weiß ich, wer ich bin? Worauf gründe ich mich dabei? Meine Krankheitssituation kann eine Chance sein, meine unveränderbare Identität zu entdecken.

Kapitel 6
Gefühlshygiene

Endloses Hoffen
macht das Herz krank.

Ein Mensch kann durch festen Willen
sogar körperliche Krankheit ertragen.
Aber wer den Mut zum Leben verloren hat,
ist zu nichts mehr in der Lage.

Biblische Sprichwörter
(Sprüche 13,12 und 18,14)

Samstagnachmittag. Wir sitzen in einer Gesprächsrunde zusammen – ungefähr fünfundzwanzig Menschen unterschiedlichsten Alters und Erscheinungsbildes, die sich größtenteils noch nie vorher begegnet sind. Auf dem Jahrestreffen unseres Selbsthilfegruppenverbandes bietet eine Psychotherapeutin, die selbst an CFS leidet, einen Workshop an unter dem Titel: „Jahre mit CFS – nicht gesund geworden, aber gut im Krankheitsmanagement?"

Als Erstes nennt jeder die Zahl der Jahre, die er schon krank ist. Allein das ist schon bedrückend-beeindruckend. Mit meinen vierzehn Jahren liege ich gut im Durchschnitt. Dann bittet uns die Therapeutin, auf Kärtchen aufzuschreiben, was wir durch die Krankheit verloren haben. Was da alles zu Tage kommt: die Bewegungsfreiheit, Spontaneität, ein „Leben aus dem Vollen", seine Vorlieben umsetzen zu können, Aktivitäten wie Radtouren und Reisen, die persönliche Unabhängigkeit, Verlust der finanziellen Eigenständigkeit. Viele schreiben auch Freunde und Beziehungen auf, den Verlust des Berufes oder einfach „Lebendigkeit" und „meine Kraft".

Als die Kärtchen in unserer Mitte auf dem Boden liegen, wird es seltsam ruhig. Die Wucht der geballten Verlusterfahrungen verschlägt uns einen Moment lang die Sprache. Eine Frau beginnt zu weinen und sagt: „Ich habe so lange nicht mehr daran denken wollen!"

Ich spüre: Es tut gut, unsere Verluste einmal auf diese Weise zu würdigen.

Die verstopfte Seele

Oft ist das nicht so möglich. Da läuft alles, was das lästige Wort mit K betrifft, so gut es geht nebenher. In manchem muss ich mich nach ihr richten, aber sie beschäftigt mich eigentlich nicht. Doch dann platzt sie plötzlich – scheinbar aus heiterem Himmel – mit voller Wucht wieder in meine Gefühlswelt hinein. Ich werde niedergeschlagen, ein Schatten legt sich auf meine Seele. Oder ich kriege Aggressionen, dass ich um mich schlagen könnte, weil ich mich so eingesperrt fühle.

Mir geht es wie der Frau im Workshop: Ich wollte nicht mehr daran denken! Und so hat sich nach und nach einiges angesammelt, was sich so sehr verknäult hat, dass es wie ein Stopfen auf der Seele lag. Ich habe gar nicht gemerkt, wie ich immer lustloser und frustrierter geworden bin. Immer mehr sinnloses Zeug habe ich in mich hineingestopft, um meine Leere zu füllen – gelesen, was mich nicht interessiert, gegessen, worauf ich keinen Hunger hatte. Doch nun ist der Schmetterling gegen die Käfigwand geprallt. Der Stopfen hat sich gelöst und alles ist wieder da: die Verzweiflung, die Bitterkeit, die Traurigkeit, sogar Scham- und Schuldgefühle.

Jetzt ist es dran, mich meinen Gefühlen neu zu stellen. Sie wahrzunehmen, zu ordnen und zu verarbeiten. Ich will herausfinden, was sie mir sagen wollen und wie ich besser auf sie eingehen kann. Das nenne ich Gefühlshygiene: Das Gefühlsleben aufräumen, um „seelischer Verstopfung“ vorzubeugen.

Unangenehme Gefühle verkleiden sich gerne

Wenn wir uns auf diesen Weg machen, werden wir erleben, dass es manchmal gar nicht so einfach ist, sich über die eigenen Emotionen klar zu werden. Mal fühlen wir gar nichts, mal so viel auf einmal, dass es einfach nur verwirrend ist. Oder wir fühlen diesen unbestimmten Knoten, aber kommen nicht dahinter, was sich dort verhakt hat.

Ich bin keine Psychologin und kann hier nicht in die Tiefe gehen, aber es ist klar, dass die Art, wie wir mit unseren Gefühlen umgehen, etwas mit unserer bisherigen Lebensgeschichte zu tun hat. Wir haben es mehr oder weniger gelernt, diese Ebene in uns wahrzunehmen. Aber es ist nicht zu spät! Genauso, wie wir es heute noch lernen können, auf die Signale unseres Körpers zu hören, können wir auch lernen, unsere emotionale Welt zu entschlüsseln und einen konstruktiven Umgang mit ihr zu entwickeln.

- *Niedergeschlagenheit & Resignation*
  Wenn wir uns irgendwie dumpf und bedrückt fühlen, hat die Resignation uns gepackt. Dahinter steckt oft eine tiefe Trauer. Eine chronisch Kranke hat es einmal sehr treffend beschrieben: „Es ist, als wäre ein geliebter Mensch gestorben: Man vermisst ihn noch nach Jahren. So geht es mir mit meinem Leben.“ Das Gefühl der Trauer ist zunächst sehr unangenehm. Wenn Sie den Schmerz aushalten und nicht verdrängen, vielleicht sogar über eine längere Zeit viel weinen

müssen und keine Freude mehr finden, leisten Sie die aktive Trauerarbeit, von der man inzwischen weiß, dass sie nötig ist, um einen Verlust wirklich verarbeiten zu können. Das Gute daran: In diesem Trauerprozess werden Sie sich der Schätze bewusst, die Sie vorher hatten, integrieren sie in Ihre Geschichte und können sich nachher in neuer Dankbarkeit und Offenheit auf die veränderte Situation einlassen.

- *Enttäuschung*
  Wenn Sie immer wieder auf eine Besserung hoffen und dann doch die Rückschläge auf dem Fuße folgen, frisst die Enttäuschung an Ihnen. Die Schaukelei zwischen Hoffnung und Enttäuschung kann unglaublich viel Kraft kosten. Je nach Persönlichkeit wird sie bei Ihnen mehr Trauer, Ärger oder Angst auslösen.
  Angst entspringt aus einer drohenden Gefahr. Wer über Jahre hinweg erlebt, dass sich Krankheit nicht bessert, der wird der Zukunft nicht zuversichtlich entgegensehen, sondern mit der bangen Angst: Was wird noch alles passieren? Diese Angst kann sich in eine lähmende Enttäuschung dem Leben gegenüber kleiden. Oder, wenn sie dieses konkrete Gefühl vermeiden will, in diffuse Verwirrung oder Frustration ausweichen.

- *Bitterkeit & Groll*
  Manche Kranke werden immer gereizter, weil sie nicht wissen, wohin mit ihrem Frust. Sie ärgern sich über das, was mit ihnen geschieht, und bekommen Aggressionen gegen das Ärztepack, ihre Angehörigen oder die Gesunden. Dahinter steht das Gefühl der Wut. Wut ist eigentlich etwas Gutes. Sie ist das Immunsystem der Seele, das uns anzeigt, wo unsere Grenzen verletzt worden sind.
  Wenn wir physisch geschlagen werden, ist es offensichtlich, dass unsere Grenzen verletzt werden. Solche Grenzen gibt es auch im seelischen Bereich. Wenn uns jemand wehtut oder

über ein normales Maß hinaus vereinnahmt, haben wir ein Alarmsystem, das uns anzeigt, dass hier ebenfalls eine Grenze überschritten wird und wir uns besser schützen müssen, um nicht weiter beschädigt zu werden.
Die Wut liefert uns die Energie dafür, schnell aktiv werden zu können und an dieser Stelle etwas zu korrigieren, den Zaun neu aufzurichten, damit man in Zukunft nicht mehr so einfach an dieser Stelle in unseren Garten stapfen kann.
Doch wenn wir der Grenzverletzung hilflos ausgeliefert sind, erleben wir Ohnmacht. Manchmal könnte ich mir die Haare raufen, Mäuse melken oder die Wände hochgehen, weil ich mich so eingesperrt fühle. Dann muss ich darauf achten, dass meine Wut nicht in Depression umschlägt und sich gegen mich selbst richtet.

- *Schmerz*

Manchmal spüren wir nur einen riesengroßen Schmerz. Wir fühlen uns verletzt, und wahrscheinlich haben wir Recht damit. Wenn es niemanden gibt, der uns aktiv verletzt hat, so gibt es doch viele Erfahrungen, die uns verwunden und Spuren hinterlassen. Krankheit ist schon in sich eine Verletzung, denn sie zerbricht unsere Einheit zwischen Körper und Person und katapultiert uns in Lebensumstände, die uns vieles, was wir aufgebaut und lieb gewonnen haben, zerstören.

- *Scham & Schuldgefühle*

Echte Schuld rührt von einem Ver-schulden her und braucht Vergebung. Daneben gibt es auch falsche Schuldgefühle, die entstehen, wenn wir eine Norm oder ein Tabu verletzen, das in unserer Teilgesellschaft (Familie, Gruppe, Gesellschaftsschicht) gilt, ohne dabei wirklich Schuld auf uns zu laden. Das sind eigentlich Schamgefühle, und die können sehr unangenehm sein. In der Praxis lassen sich die beiden oft schwer auseinander halten.

Bei langer Krankheit kommen oft Scham- und Schuldgefühle mit ins Spiel. Wir schämen uns für unseren Lebensstil und fühlen uns schuldig, weil wir anderen etwas aufbürden, anstatt selbst die aktiv Gebenden zu sein. Vielleicht stellen wir uns insgeheim auch die Frage, ob wir etwas falsch gemacht haben. Hätten wir nicht gesünder leben oder uns besser schützen können – oder gar nicht erst in das Land fahren, in dem wir uns den Virus geholt haben?
Aber auch unser Umfeld schlägt sich mit solchen Gedanken herum. Eltern tragen oft schwer an der Frage, ob sie etwas versäumt haben, wenn ihre Kinder krank werden. Oder gibt es vielleicht einen Arzt, dem man etwas nachsagen könnte? „Hätte nicht damals ...? Wenn man nur ..., dann hätte doch alles verhindert werden können." Das ist der geheime schwarze Peter. Es muss doch einen Sündenbock geben, und wir werden die Karte so lange herumschieben, bis sie bei jemandem hängen bleibt.
Besonders, wenn noch keine präzise Diagnose gestellt ist, fühlt man sich schnell für seine gesundheitlichen Probleme verantwortlich. Diagnosen scheinen so etwas wie eine erste Legitimation zu sein, die einem immerhin einen klar umrissenen Platz im medizinischen System zuweisen. So lange man den nicht von außen zugesprochen bekommt, ist es wirklich schwer, sich nicht für alles die Schuld zu geben.
Viele schämen sich so sehr, dass sie kaum über ihre Erkrankung zu sprechen wagen. Wenn ich es doch getan habe, habe ich schon häufig erlebt, dass Menschen, die ich kaum kannte, auf mich zukamen und mir ihre eigene Krankheitsgeschichte erzählten: „Wo Sie das vorhin erwähnt haben – ich habe noch kaum mit jemandem darüber sprechen können, aber ..." Das bestürzt mich! Verkriechen sich viele Kranke aus Scham noch mehr, als es krankheitsbedingt nötig wäre?

Untaugliche Schutzmechanismen

Gefühle können anstrengend sein, weshalb wir laufend neue Möglichkeiten erfinden, um ihnen aus dem Weg zu gehen. Aber viele unserer Schutzmechanismen haben einen hohen Preis: Wir müssen uns abschotten, und die Kraft, die in unseren Gefühlen verborgen liegt, geht uns verloren. Wir mögen uns in unserer Höhle in Sicherheit gebracht haben, doch dort sind wir dann vielleicht allein, abgeschnitten vom Leben mit seinen Bewegungen und Beziehungen. Im Folgenden möchte ich Ihnen ein paar häufige Schutzmechanismen im Leben mit Krankheit vorstellen:

- *Verleugnung*
  Man stellt sich nicht der Realität, sondern geht ihr aus dem Weg. Was da vor einem steht, ist einfach zu unangenehm. So redet man sich alles so schön wie möglich und möchte ansonsten nicht weiter darüber nachdenken müssen. Als erste Phase in einem Trauerprozess ist das normal, aber wer darin stecken bleibt, lebt mit einer gefährlichen Lüge.
  Eine alte Dame, die schon beide Brüste entfernt bekommen hatte, wollte dem Krebs nicht ins Auge sehen, als die Metastasen wieder auftauchten. Obwohl diesmal auch einige wichtige Organe befallen waren, hoffte sie bis zuletzt, dass doch irgendwie alles wieder gut werden müsste. Hätte sie den Tatsachen offen ins Auge geblickt, hätte sie ihr Leben viel bewusster abschließen können.

- *Selbstmitleid*
  Man ergeht sich in Betrachtungen darüber, wie schwer es einen doch getroffen hat. Man ist schon wirklich ein armes Würstchen, und je öfter man darüber nachdenkt, desto mehr legt man sich auf dieses Bild fest. Man kreist immer häufiger um die eigenen Leiden und ist irgendwann kaum noch in der Lage, hilfreiche Anregungen aufzunehmen, die einem helfen könnten, seine Lage zu verbessern. Für andere wird man auf diese Weise bald zu einem schwer erträglichen Zeitgenossen. Ab und zu können solche Streicheleinheiten ganz gut tun, aber wer darin versinkt, legt sich auf eine Rolle als Opfer fest und macht es sich damit schwerer, den Realitäten tatkräftig zu begegnen.

- *Diffuser Neid*
  Verwandt mit dem Selbstmitleid ist die Haltung, dass es alle anderen besser haben. Wenn man nur gesünder wäre, dann könnte man ... auch den tollen Urlaub machen, Tennis spielen und einfach ein toller Hecht sein. Das Gras in Nachbars Garten ist bekanntlich immer grüner als das eigene. Die Krankheit wird zu einem Vorwand, um hemmungslosem Neid zu frönen. Neben einzelnen Personen kann man auch gut auf ganze Gesellschaftsschichten neidisch sein, auf *die Gesunden* oder pauschal *die Gesellschaft*.
  Im ersten Moment mag das ein Gefühl der Erleichterung verschaffen, aber wer Neid mit sich herumträgt, wird von ihm zerfressen werden. Nicht die Beneideten werden darunter leiden, sondern der Neider.

Gefühle sind Wegweiser

Nun haben wir also unsere unangenehmen Gefühle ans Licht geholt, identifiziert und auf eines der Grundgefühle zurückgeführt: Trauer, Angst, Wut, Schmerz, Scham und Schuld. Jetzt können wir den eigentlichen Sinn der Gefühle kennen lernen. Sie sind nämlich wie Hinweisschilder auf bestimmte Situationen, die unser Handeln erfordern. Hätten wir unsere Gefühle nicht, würden wir vieles nicht bemerken und nicht entsprechend reagieren können. Wir würden unsere wahren Bedürfnisse nicht erkennen und könnten uns nicht geben, was wir brauchen.

- *Trauer betrauert einen Verlust. Wie können wir reagieren?*
  Indem wir uns für die Trauerarbeit Zeit nehmen und die Trauer bewusst zulassen. Trauer verarbeiten wir normalerweise in vier aufeinander folgenden Phasen: Schock und Verleugnung – Gefühlschaos – Rückzug – Annahme. In dieser schweren Zeit brauchen wir viel Trost. Wir können ihn zum Beispiel in dem finden, was wir noch haben: Verbleibende Möglichkeiten oder die Nähe zu lieben Menschen.

- *Angst entspringt einer drohenden Gefahr. Wie können wir reagieren?*
  Indem wir uns Schutz und Sicherheit suchen. Wenn wir Angst haben, eine anstehende Aufgabe nicht zu packen, können wir vorsorglich um Unterstützung bitten. Wenn uns davor graut, im Alter allein oder ohne finanzielle Absicherung dazustehen, können wir auch hier aktiv überlegen, wie wir dieser Situation vorbeugen können.

- *Wut zeigt eine Grenzverletzung an. Wie können wir reagieren?*
  Indem wir unsere Grenzen wieder aufrichten. Wenn andere uns abschätzig begegnen, können wir entweder nachhaken

oder für uns selbst die Botschaften zurückweisen, indem wir zum Beispiel die Faust ballen und fest zu uns sagen: „Es macht mich wütend, dass ..." So distanzieren wir uns von dem, was uns an Wertung entgegengebracht wird.
Sind wir zornig über unsere neuen körperlichen Grenzen, können wir sie zwar nicht zurechtrücken, aber wohl in dem Bewusstsein annehmen, dass sie eine Art Fremdkörper für uns sind.
Unser Zorn ist eine wichtige Station auf dem Weg zu einem echten persönlichen Frieden, wie der Arzt und Tiefenpsychologe Paul Tournier es einmal eindrucksvoll dargestellt hat: „Das große Hindernis zur Annahme ist der verdrängte, unausgesprochene Zorn, den man nicht auszudrücken gewagt hat ... Wenn sich die echte Harmonie einfindet, so erst nach dem Zornausbruch."[22]

- *Schmerz weist auf eine Verletzung hin. Wie können wir reagieren?*
  Indem wir Heilung suchen. Körperliche Schmerzen brauchen eine entsprechende Verarztung, aber auch seelische Schmerzen können *behandelt* werden, indem man quasi die Dornen aus dem Fleisch zieht und Balsam darauf gibt. Heilung ist dann – wie auch im Körperlichen – ein Prozess, der einige Zeit in Anspruch nehmen kann.

- *Scham deutet auf eine Normverletzung hin. Wie können wir reagieren?*
  Indem wir die Normen überdenken. Sind sie realistisch, oder können wir sie an unsere Situation neu anpassen? Gibt es andere Möglichkeiten, um auf das eingehen zu können, was *hinter* der Norm steht? Wenn eine Norm in Ihrer Familie zum Beispiel besagt, dass *man* in der Adventszeit Unmengen von Weihnachtskarten verschickt, wofür Ihnen die Kraft fehlt, dann können Sie in Umlauf bringen, dass Sie Ihre Ver-

wandten sehr schätzen, aber zurzeit einfach nicht in der Lage dazu sind, die Karten zu besorgen und zu schreiben. Wenn es ein ungeschriebenes Gesetz ist, dass man von morgens bis abends arbeitet, und es schon verpönt ist, nachmittags im Café gesehen zu werden, dann *müssen* Sie um Ihrer Gesundheit willen diese Norm für sich überdenken.

- *Echtes Schuldgefühl hat sich etwas zu Schulden kommen lassen. Wie können wir reagieren?*
Ganz schlicht: Vergebung suchen. Vielleicht gibt es eine Möglichkeit, sich bei Menschen zu entschuldigen, vielleicht können Sie es aber auch nur mit Gott und Ihrem Gewissen ausmachen.

Kleine Gefühlskunde

Gefühl	**Was hat es verursacht?**	**Was brauche ich?**
Trauer	Verlust	Trost
Wut	Grenzverletzung	Grenzziehung
Angst	Gefahr	Schutz
Schmerz	Verletzung	Heilung
Schuld	Sünde	Vergebung
Scham	Normverletzung	Klarstellung der Normen
Freude	schönes Erlebnis	Ausdruck

Die Gefühle ausdrücken

Nicht alles, was uns unsere Gefühle sagen möchten, können wir umsetzen. Krankheit mag noch so oft unsere Grenzen verletzen und uns berauben, wir können sie manchmal trotzdem nicht besiegen und werden zu Chronikern. Aber wir müssen uns nicht einfach abfinden und achselzuckend unsere Gefühle wieder in der Versenkung vergraben. Stattdessen können wir unseren Gefühlen Ausdruck verleihen. Das verändert zwar nicht die äußere Lage, aber unsere seelische, und das ist eine Menge wert auf dem Weg zu mehr Lebensqualität.

Als ich einmal wieder meinen „Medikamentenkoller“ hatte, habe ich wochenlang alle Verpackungen meiner Medikamente gesammelt. Ich hatte solche Aggressionen gegen alles entwickelt, was ich da so als „Grundnahrungsmittel“ in mich hineinstopfen musste, sodass ich mir vornahm eine Figur aus Pappe zu basteln, die lückenlos von oben bis unten mit diesen Verpackungen beklebt wäre, Titel: „die Tablettenfrau“ oder „acht Wochen“ (oder wie lange es gebraucht hatte, um das Material zu sammeln). Am Ende hatte das Sammeln meine Wut schon so sehr besänftigt, dass ich gar keine Lust mehr hatte, die Figur zu basteln.

Es gibt tausendundeine Möglichkeiten, seine Gefühle auszudrücken: Weinen, schreien, boxen, die Gedanken aufschreiben oder malen, Musik hören, die zur Stimmung passt, sich dazu bewegen, oder sich jemanden suchen, bei dem man seine Trauer oder Angst einmal laut aussprechen darf. Ich bin ein kreativer Mensch, daher hilft mir das Schreiben von Gedichten und Liedern oft am meisten – verbunden mit einem Ohr, das zuhört, und einem Arm, in dem ich mich bergen darf. Anderen würde es vielleicht Stress machen, in so einer Situation auch noch kreativ werden zu müssen. Probieren Sie aus, was Ihnen persönlich am meisten liegt! Es kommt nicht darauf an, dass Sie etwas Tolles produzieren, sondern dass Sie Ihre Gefühle verarbeiten, anstatt sie in sich hineinzufressen und daran zu ersticken.

Mit den Wellen gehen

Gefühle sind unbeständig, sie kommen und gehen. Deswegen sind sie noch lange nicht unwichtig oder unvernünftig. Sie wollen uns weise und lebendig machen. Sie geben uns Echtheit und zeigen uns, wer wir wirklich sind. Wenn wir offen für sie sind, sie „einladen" und annehmen, können sie uns eine Quelle von Lebensfreude und -tiefe werden.

Wenn wir sie aber vergraben, werden sie sich ein Ventil suchen, das sehr destruktiv werden kann: Der Verletzte wird süchtig nach Mitleid von anderen, der Traurige wird depressiv, der Wütende terrorisiert mit seinen Zornesausbrüchen seine Umgebung. Gefühle, die wir nicht bewusst verarbeiten, richten sich irgendwann gegen uns oder andere und können echten Schaden anrichten. Nehmen wir die Wechsel zwischen Trauerphasen, Wut und neuer Freude bewusst an, bleiben wir im Fluss. Wenn wir mit den Wellen mitgehen, spülen sie uns auch bald wieder nach oben.

Zur Psychohygiene gehört es daher ebenso, die glücklichen Empfindungen bewusst wahrzunehmen und sich darüber zu freuen. Wir können unsere schönen Erlebnisse in unseren Herzen sammeln wie einen Schatz. Daraus wird nach und nach ein Fundus, aus dem wir auch dann schöpfen können, wenn die unangenehmen Gefühle wieder auf der Matte stehen und anklopfen. Feiern Sie Ihre guten Gefühle! Wo Sie sie herzaubern sollen? Darum geht es im nächsten Kapitel.

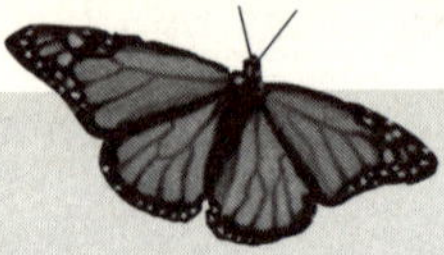

Anstoß für Kranke

Ich will mich meinen Gefühlen neu stellen: Was geht in mir vor? Wo empfinde ich tiefe Angst, Wut, Scham und Trauer, wo fühle ich Freude und Frieden? Woher kommt das?

Worauf wollen mich die Gefühle aufmerksam machen? Wie kann ich auf sie eingehen?

Kapitel 7

Neue Lebensqualität

Kein Kaktus ist so dicht mit Stacheln besetzt, dass er nicht noch Platz für eine Blüte hätte.

(Verfasser unbekannt)[23]

Der Workshop war mit unserer gesammelten Trauer nicht zu Ende. Die nächste Frage der Leiterin lautete: „Was habe ich mir bewahren können?" Da gab es sehr unterschiedliche Reaktionen. Einige steckten in einer Phase, in der sie nichts Positives sehen konnten (oder wollten). Andere erzählten, wie sie ihre Umgebung nun viel genauer wahrnehmen würden und sich an kleinen Dingen freuen könnten, an denen sie früher achtlos vorbeigegangen wären. Manche hatten sich ihre Lebensfreude bewahren können oder an emotionaler Intensität dazugewonnen. Mir wurde bewusst, dass ich meine Selbstachtung wieder gefunden hatte – vielleicht in einem größeren Maß, als ich sie je früher gekannt hatte.

Ich möchte jetzt nicht mit dem berühmten Wasserglas anfangen, das je nach Betrachtungsweise halb voll oder halb leer ist. Es gibt diesen furchtbar plumpen Appell zum *positiven Denken*, einen Zwang zum Optimismus, mit dem man sich ganz schön etwas in die Tasche lügen kann. Manches im Leben ist nun einmal nicht positiv. Der Film *Das Leben des Bryan* (Paradestück schwarzen Humors von Monty Python) nimmt das auf die Schippe: Als Bryan aufgrund einer Verwechslung versehentlich von den Römern gekreuzigt wird, singt ein Chor dazu: „*Always look on the bright side of life!*" („Schau immer auf die Sonnenseite des Lebens!")

Aber ich möchte uns Mut machen, das Beste aus unseren Lebensbedingungen zu machen. Diese konstruktive Einstellung kann uns helfen, neue Perspektiven für unser eingeschränktes Leben zu entdecken. Unsere Schmetterlingsseele sehnt sich danach, dass wir nicht nur ihre Wunden behandeln, sondern sie auch nähren und stärken. Vielleicht gibt es vor dem Käfig kleine Grünstreifen mit Gänseblümchen, oder der Schmetterling hat ab und zu Ausflug und will diese kostbare Zeit nicht nur für Besuche in der Zirkusmanege verwenden. Welche Möglichkeiten können wir noch ausschöpfen?

Farbe in den Alltag bringen

Kennen Sie dieses Gefühl, wenn ein Tag einfach so sang- und klanglos verstreicht? Eben haben Sie noch gefrühstückt, und schon ist er herum! Der Alltag mit Krankheit kann sehr eintönig sein (der ohne manchmal auch). Aber wir haben immer noch viele Möglichkeiten, um ein paar Farbtupfer anzubringen.

Wenn mich dieses Gefühl der Leere beschleicht, stelle ich mir ein paar Blumen ins Zimmer. Welche Lieblingsmusik habe ich lange nicht gehört? Eine Portion knallroter Erdbeeren mit Sahne oder eine heiße Schokolade kann mein Herz erfreuen, wenn ich es dafür öffne.

Übrigens gibt es die Schokolade nicht in irgendeiner Tasse. Ich habe Becher für verschiedene Anlässe, zum Beispiel einen mit einem Bären und der Aufschrift „Du bist bärenstark" – für „Ich-fühle-mich-gerade-wie-der-letzte-Heuler"-Momente (besonders wirksam, weil ich sie mir nicht selbst gekauft, sondern geschenkt bekommen habe). Ein anderer ist für „Heute-geht-aber-auch-alles-schief"-Tage: Ein Teddy hängt tropfnass an einer Wäscheleine, dazu der Text: „Someday we will look back and it will all seem funny" (Eines Tages werden wir zurückblicken und uns wird alles lustig erscheinen).

Wohlfühlen angesagt

Wenn wir viel Zeit in unseren vier Wänden verbringen müssen, lohnt es sich besonders, sie so zu gestalten, dass wir uns dort wohl fühlen können. Das muss nicht unbedingt viel kosten. Haben Sie verschiedene Plätze, wo Sie je nach Kraft liegen oder sitzen können, mit Rückenlehne und Fußschemel (oder was Sie brauchen, um es sich angenehm zu machen)? Haben Sie von dort verschiedene Aussichten nach draußen? Ich werde verrückt, wenn ich immer das gleiche Bild im Ausschnitt meines Fensterrahmens sehe – immer die gleiche rechte Hälfte der Tanne und die linke Seite der Garage.

In den letzten Jahren habe ich immer ein Zimmer finden können, das ein Fenster bis zum Fußboden hat. Mein Bett steht so, dass ich auch im Liegen hinausschauen kann. Letztes Jahr habe ich mir außerdem ein kleines Papageienpärchen zugelegt. Sie sind einfach obersüß, und wenn ich das Bett hüten muss, kann ich sie von dort aus beobachten. Ein gemütliches Sofa ist ein Muss – eigentlich für jeden Menschen, aber für Kranke besonders. Hier kann man den Tag verbringen, wenn man liegen muss, aber nicht schon wieder sein Bett sehen will.

Meine letzte Mitbewohnerin konnte es gar nicht nachvollziehen, dass ich mir beim Einrichten meines Zimmers so viel Mühe machte und die Wände dann auch noch in verschiedenen Farben streichen „musste". Sie war immer viel auf Achse und verbrachte den Großteil ihres Tages außerhalb ihrer vier Wände. Eines Tages kam sie nach Hause und sagte zu mir: „Jetzt habe ich kapiert, warum du so viel Wert darauf legst – du lebst hier ja wirklich!"

Wenn wir viel Platz und viele Sachen haben, werden wir alle Hände voll zu tun haben, die Ordnung in den Griff zu kriegen. Ich kenne Kranke, die seit Jahren kaum noch jemanden in ihre Wohnung lassen, weil sie ihrer Wäsche- und Spülberge nicht Herr werden. Wenn unsere Kraft es nicht zulässt, unser ganzes

Heim angenehm zu halten, so können wir doch immerhin Inseln schaffen – ein Zimmer oder wenigstens eine Ecke, wo wir wirklich gerne sitzen und die Atmosphäre genießen können.

Schönheit suchen

Machen wir es uns also so schön wie möglich! Sie haben chronische Halsentzündungen? Dann legen Sie sich ein paar besonders schöne Schals und Tücher zu.

Ihre einzigen Unternehmungen sind Arzttermine? Dann setzen Sie sich doch anschließend noch in ein Café oder kaufen Sie am Kiosk neben der Praxis eine Zeitung, an die Sie sonst nicht so leicht herangekommen wären.

Sie müssen viel Zeit im Bett verbringen? Nun, dann fallen Schlafanzüge für Sie nicht mehr unter die Kategorie „Gebrauchsgegenstand“, sondern „Lieblingsklamotten“.

Ich habe etwa zwei Jahre gebraucht, um zu realisieren, dass Schlafanzüge nun eine weit größere Rolle spielen als zu meinen gesunden Zeiten. Irgendwann war mir aufgefallen, dass der Schlafanzuganteil auf meinem Wäscheständer immer höher war als bei anderen. Aber es hat ungefähr acht weitere Jahre gedauert, bis ich darauf gekommen bin, in schöne und viele Schlafanzüge bewusst Geld zu investieren. Inzwischen habe ich Schlafhosen für alle Jahreszeiten, in vielen Farbrichtungen, mit Längsstreifen, Ringeln und Karo. Manche sehen nicht einmal nach Pyjama aus.

Höhepunkte einbauen

Ein anderes Mittel, um unseren Alltag zu beleben, heißt *Höhepunkte einbauen*. Das erinnert mich an Eltern mit kleinen Kindern: Plötzlich finden sie sich entnervt zwischen Windeln und schreienden Kindern wieder und sind vor lauter durchwachten Nächten nur noch ein Schatten ihrer selbst. Was ihnen geraten wird, passt auch für genervte Kranke: Geh mal raus! Mach mal was Ungewöhnliches! Das muss gar nicht so viel Zeit kosten. Ein kurzer Spaziergang (wem das möglich ist) kann so viel Abwechslung und Frische bringen. Ein Tapetenwechsel schafft Abstand zum Alltagseinerlei und wenn es nur ein Besuch in der Dönerbude nebenan ist.

Eine Frau aus meiner CFS-Gruppe kam mit aufregenden Erzählungen über einen Fallschirmsprung aus dem Urlaub zurück. Wir waren ganz geplättet, als sie dann noch von einer Tour auf einem Hochseefischerboot berichtete. Am Schluss erwähnte sie so nebenbei: „Ach ja, Bungeejumping habe ich auch gemacht." Wir fanden das ziemlich stark und ich dachte so bei mir: Kranksein ist zwar schrecklich uncool, aber Kranke können manchmal ganz schön cool sein!

Ab und zu ein Schuss Abenteuer kann uns das Gefühl zurückgeben: „Ja, das bin ich auch. Und wenn ich könnte, würde ich so etwas viel öfter machen." Für mich besteht so ein Höhepunkt darin, dass ich auf einer Party für drei Songs auf die Tanzfläche gehe. Länger schaffen es meine Muskeln nicht, aber diese Minuten kann ich unendlich auskosten. Oft sind die Leute dann verblüfft und kapieren nun gar nicht mehr, was ich kann und was nicht ...

Neue Perspektiven finden

Wir brauchen noch mehr als neue Farbtupfer in unserem Alltag. Sie können das Sahnehäubchen sein, doch wovon? Jeder Mensch sehnt sich nach einem tieferen Sinn in seinem Leben. Das Gefühl, dass unser Leben sinnvoll ist, macht es erst lebenswert.

Wer durch Krankheit stark eingeschränkt ist, kann vieles nicht mehr tun, was er als sinnvoll empfindet: Geld verdienen,

Verantwortung übernehmen, anderen helfen. Wir jagen dem alten Leben hinterher und bemühen uns auf Biegen und Brechen, möglichst viele der alten Aufgaben noch auszufüllen. Wir werden immer unglücklicher, weil die Kluft zwischen der Realität und unseren Ansprüchen an uns immer größer wird.

Ich ertappe mich oft bei Gedanken wie: „Im Grunde wollte ich doch ... tatsächlich müsste ich ... mehr Zeit und Kraft aufwenden auf die eigentlichen Dinge." Aber was sind die *eigentlichen Dinge*? Und was ist mit den anderen Dingen, sind die dann *uneigentlich*? Im Grunde ist das ein bisschen albern. Ich merke daran, dass ich noch in alten Maßstäben denke. Es kostet Mut, um aus den alten Rastern von sinnvoll und sinnlos, von *eigentlich* und *uneigentlich* auszubrechen. Wir brauchen neue Raster, die zu unseren derzeitigen Lebensumständen passen.

Es geht darum, neue Perspektiven zu entwickeln. Wir sollten uns weder permanent überfordern noch zu sehr schonen. Erkunden wir unsere Einschränkungen genau, erkennen wir sie an – und machen uns dann auf die Suche nach den verbleibenden Möglichkeiten. Erschließen wir uns neue Lebensfelder!

Je nach Persönlichkeitsstruktur kann es auch wichtig für Sie sein, sich neue Ziele zu stecken und diese bewusst zu formulieren. Mich setzt das eher unter Druck, aber ich habe mir sagen lassen, dass es manchen Menschen sehr hilft, sich klar auf bestimmte Ziele auszurichten. Es schafft ihnen einen Spannungsbogen im Alltag, der ihnen Kraft gibt. Achten Sie aber unbedingt darauf, dass Ihre Ziele angemessen sind. Nur Ziele, die Sie auch erreichen können, helfen Ihnen bei der Sinnorientierung, sonst stürzen Sie womöglich tiefer in die Perspektivlosigkeit ab als zuvor. Diesbezüglich gefällt mir das Bild von Theodor Storm: „Man muss sein Leben aus dem Holz schnitzen, das man hat."[24] Der Schmetterling im Käfig kann ewig auf die Blumenwiese draußen starren, er wird doch nur gegen die Wand fliegen, wenn er versucht, hinzufliegen.

Wie diese neuen Sinngebungen aussehen, können Sie natürlich nur selbst herausfinden. Das hängt auch stark mit unseren Beziehungen und unseren Glaubensvorstellungen zusammen, mit denen wir uns in Teil 3 und 4 beschäftigen werden. Für jetzt seien Sie vergewissert, dass es möglich und sehr hilfreich ist, auch aus sehr schwierigen Umständen sinnvolle Perspektiven zu schöpfen.

Träume wagen

Ein gutes Mittel, um neue Perspektiven zu finden, sind unsere Träume, seien es Tagträume oder die im Schlaf. Hören Sie nie auf zu träumen, denn damit bewahren Sie sich Ihre visionäre Kraft. In unseren Träumen spüren wir unser Potential, auch wenn wir es zurzeit nicht ausleben können. Sie können uns eine Richtung weisen. Und ab und zu kann man sich einen erfüllen – was für ein Fest! Wie die Frau, die sich im Urlaub ihren Traum verwirklicht hat, einmal mit einem Fallschirm abzuspringen und auf die Erde hinunterzurasen.

Ich träume oft, wie ich mit dem Fahrrad unterwegs bin. Früher bin ich viel Rad gefahren. In diesen Träumen fühle ich mich immer sehr frei dabei, bis mir im Halbschlaf dann irgendwann dämmert, dass es wohl ein Traum gewesen sein muss. Letztes Jahr habe ich von elektrobetriebenen Fahrrädern gehört und mir eines von meiner Familie schenken lassen. Sehr weit komme ich damit auch nicht, aber es reicht, um kleinere Besorgungstouren in der Stadt zu erledigen oder an lauen Sommerabenden auf die Felder hinauszufahren. Ich glaube, dass ich die Kurve zu dieser Anschaffung nicht gekriegt hätte, wenn die Träume nicht gewesen wären.

Ich träume auch viel (tagsüber) von Städtereisen. Letztes Jahr konnte ich mir einen Traum erfüllen und war das erste Mal in meinem Leben in Italien. Teilweise war es ganz schön kompliziert, mit Rollstuhl und viel Ausruhen. Aber ich war da! Und die Dias kann ich mir jetzt noch anschauen.

Humor ist die beste Medizin

„Humor ist die Medizin, die am wenigsten kostet und am leichtesten einzunehmen ist." (Giovanni Guareschi)[25]

Es ist wissenschaftlich erwiesen, dass Lachen sehr gesund ist. Für unsere seelische Gesundheit ist es lebenswichtig. So kann man einmal von allem Abstand gewinnen, indem man sich zum Beispiel eine Komödie anschaut und so herzhaft mitlachen kann, dass man alles andere eine Zeit lang vergisst. Zum anderen gibt es die glückliche Einrichtung des Galgenhumors. Das kann man natürlich auch zu weit treiben und sich den wahren Gefühlen gar nicht mehr stellen, aber so eine Prise schwarzer Humor ist oft sehr entlastend und entspannend – auch für andere.

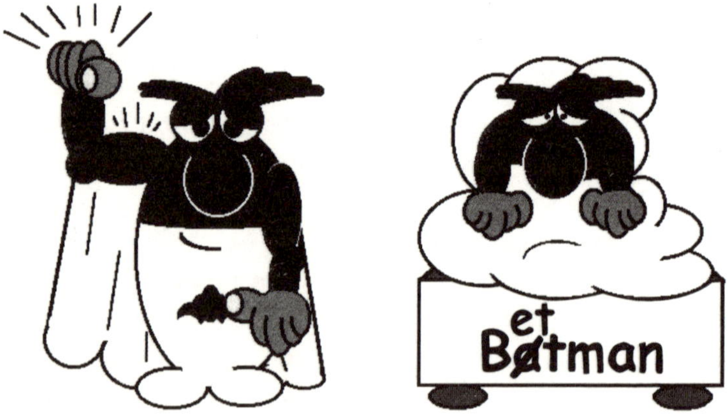

Bereits eine kleine Namensänderung half Batman, besser mit seiner Erkrankung umzugehen.

Mitunter kommt es auch in der Wirklichkeit zu sehr witzigen Situationen. Allein mit meinem Rolli (Rollstuhl) habe ich schon einige unglaublich komische Szenen erlebt.

In meiner Zeit im Heidelberger Studentenwohnheim hatte es sich eingespielt, dass mich andere Hausbewohner den Weg zur Straßenbahnhaltestelle schoben. Dort schloss ich den Rolli an den großen Fahrradständer an und stieg mit in die Bahn ein. Wenn wir spät dran waren, musste ich sogar über die Gleise springen, um noch rechtzeitig einsteigen zu können. Ein Mitstudent ließ es sich manchmal nicht nehmen, auch noch laut zu rufen: „Ein Wunder!" Die Leute waren regelmäßig verwirrt.

Die Krönung war ein Winterausflug, den wir mit einer Hand voll Studenten in die nahe gelegenen Weinberge machten. Es war herrlich draußen, denn es hatte Neuschnee gegeben. Unter meinem Mantel hielt ich eine Wärmflasche verborgen, weil mir beim bloßen Sitzen schnell kalt wird. Es war die Zeit, als die Wärmflaschen mit Plüschtierbezug aufkamen. Ich hatte eine Eule. Irgendwann kamen wir an eine Stelle, wo wir mit dem Rolli nicht weiterkamen. Ich stieg also aus und ging neben dem Rolli her. Bald wurde es mir zu dumm, die Wärmflasche unter dem Mantel festzuhalten, also legte ich sie im Rolli ab. Die Leute, die uns entgegenkamen, staunten nicht schlecht: Da fuhren junge Erwachsene eine kleine Stoffeule im Rollstuhl spazieren!

Mit allen fünf Sinnen genießen

Eine kranke Freundin sagte mir einmal: „Ich möchte das Recht haben, das zu tun, was glücklich macht, nicht das, was man tun müsste!" Als Kranke sind wir besonders herausgefordert, unser Leben so zu gestalten, dass wir es mögen können. Unser kleines Lebensglück können wir fördern, indem wir uns viele kleine glückliche Momente schaffen.

Ein guter Weg dahin ist es, unsere Sinne zu schulen, um ganz bewusst erleben und genießen zu können. Wenn wir das tun, dann steht uns ein weites Feld kleiner Freuden offen: ein leckeres Essen genießen, den Duft frischer Bettwäsche einatmen, Sonnenstrahlen auf unserer Haut spüren, das Schauspiel der Wetterwolken am Himmel auf sich wirken lassen, gemasertes Holz berühren und seinen Geruch wahrnehmen und einen kleinen Spatzen beobachten, wie er auf Nachbars Hof herumspaziert.

In diesen Tagen wird es wieder neu Frühling. Ich erlebe es, als ob es das erste Mal wäre, wie die Natur überall mit Kraft aus dem Boden hervorschießt und die Luft sich mit dem unterschiedlichsten Vogelgezwitscher füllt. Dazu die Luft, die warm und doch irgendwie frisch und kühl ist, und das Licht, das nun nicht mehr nur als seltener Gast daherkommt.

Wenn wir nicht mehr so viel *tun* können wie früher, so können wir doch *erleben*, mit allen unseren fünf Sinnen (so lange sie nicht durch unsere Erkrankung beeinträchtigt sind): Wir können sehen, wir können hören, wir können riechen, schmecken und tasten. Die Aktivitäten werden weniger, dafür nehmen wir intensiver auf und können mehr empfangen. Das sind zwei unterschiedliche Zugänge zum Erleben, die beide ihren Wert haben.

Zugegeben, manchmal fühle ich mich wie eine alte Frau. Meine Großmutter hat in ihren letzten Lebensjahren ähnlich gelebt wie ich jetzt. Aber besser beschaulich als frustriert.

Unsere Tage mögen manchmal sehr *klein* sein. Es passiert nur wenig und wir haben nicht viel geschafft. Aber wir können doch die Sonne auf- oder untergehen sehen, die frische Luft spüren, Nachbarn grüßen und über ihren drolligen Hund lächeln. Das können gute Tage sein, auch wenn sie unscheinbar bleiben. Manchmal ist es mir dann, als ob der Vater im Himmel mitten in mein Herz hineinlächelt.

Für schlechte Zeiten vorbauen

Es kann helfen, besonders schlechten Zeiten die Spitze zu nehmen, indem wir uns in besseren Phasen Gedanken darüber machen. Vielleicht können wir etwas vorbereiten, zum Beispiel eine Liste mit Notfallnummern oder eine Kiste mit allem Wesentlichen, was wir in einem solchen Moment brauchen (Notfallmedikamente etc.). Ich habe einiges gesammelt, um meinen seelischen Abstürzen in diesen Phasen begegnen zu können: Schön gemusterte Taschentücher für die Heuleritis, ein Plüschherz zum Drücken und einen Brief, den ich an mich selbst geschrieben habe. Darin schreibe ich mir das, was ich mir in der Frustration nicht mehr sagen kann oder woran ich mich in dem Moment kaum erinnere. Ein kleiner Auszug:

Meine liebe Frauke,

ich möchte dir einen Brief schreiben für die Tage, an denen du ganz besonders schwach bist. Ich bin dir nah und schätze dich. Es tut weh, dass du so leiden musst. Denke daran, dass du dich fallen und tragen lassen darfst. Niemand erwartet heute etwas von dir. Lass es dir so gut gehen wie irgend möglich. Möchtest du jemanden anrufen? Du darfst das, und du brauchst nicht viel zu erklären. Ich habe dir eine Liste geschrieben mit allen Menschen, die du in diesem Moment wirklich anrufen kannst ...

Hm, vielleicht ist das als Außenstehender schwer zu verstehen. Mir hilft es, diese Dinge in dem Moment wie von außen gesagt zu bekommen. Im Weiteren mache ich mir dann in diesem Brief lauter Vorschläge, was ich tun könnte und was sich in der Vergangenheit schon bewährt hat (mit Hinweisen, wo ich die Sachen finde, denn in üblen Erschöpfungsphasen weiß ich irgendwie gar nichts mehr). Neulich habe ich eine Packung „Tapferkeits-Toffees“ geschenkt bekommen (steht drauf!), die sind jetzt auch Teil der Sammlung.

Leiden und Kreativität

Die Tipps, die ich bis jetzt erwähnt habe, sollen alle nur Vorschläge sein. Es geht darum, kreativ zu werden und die Möglichkeiten auszuloten, die in unserem Alltag noch verborgen liegen. Mir hat es sehr gut getan, mir meine eigene Alltagsbewältigungskultur aufzubauen. Manche Ideen machen mir sogar richtig Spaß. Auf jeden Fall geben sie mir das Gefühl zurück, dass ich mein Leben selbst gestalte.

Paul Tournier, der schon erwähnte Arzt und Tiefenpsychologe, hat über die Rolle der Kreativität im Leiden sehr weise Dinge geschrieben: „Jeder Mangel, jedes Leiden ist eine bevorzugte Gelegenheit zur Kreativität.“[26] Er unterscheidet klar zwischen dem Leiden, das in sich schlecht ist, und den Möglichkeiten, die dem Leidenden in seinem Umgang mit dem Leiden dennoch erwachsen: „Das Leiden ist ... niemals wohltuend und muss immer bekämpft werden. Entscheidend ist, wie der Mensch auf seine Leidensprüfung reagiert.“[27] Es ist das Paradox des Schmerzes, dass man in ihm „um so mehr schöpferische Energie“[28] findet, je größer er ist.

In jedem Leiden sieht er einen „Ruf zu einem Wiederauflebenlassen der Kreativität“: „Es genügt nicht, sich damit abzufinden. Diesen neuen Abschnitt muss man aufbauen, nicht nur erleiden; man muss wissen, was man tun will und vor allem, was man selbst werden will. ‚Hineinknien‘ heißt, sich ganz einsetzen, den gegenwärtigen Augenblick leben. Das erfordert eine Revision der Werte, das Suchen nach einer neuen Inspiration.“[29] Er ist davon überzeugt: „Die Ereignisse verursachen uns Kummer oder Freude, aber unsere Entwicklung wird bestimmt durch unsere persönliche Antwort auf das, was geschieht, durch unsere innere Haltung.“[30]

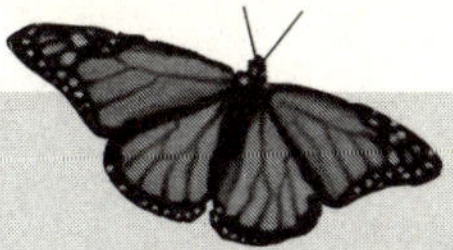

Anstoß für Kranke

Gestalten, genießen, träumen, lachen – wo möchte ich anfangen, neue Farbe in meinen Alltag zu bringen?

Welche neuen Perspektiven lassen sich erschließen, welche angemessenen Ziele möchte ich mir stecken?

Was kann ich noch tun, um meine Lebensqualität zu verbessern?

Kapitel 8

Probleme in der Psychosomatik

*Wir sollten unseren Patienten helfen,
nicht in ihren Krankheiten,
sondern trotz ihrer Krankheiten
Sinn in ihrem Leben zu suchen und zu finden.*

Elisabeth Lukas[31] (Psychologin)

Ich werde nie vergessen, wie ich eine Woche in einem Freizeitheim in Südengland verbrachte. Ich kannte vorher niemanden in der Gruppe, deswegen war ich darüber unsicher, wie meine Einschränkung wohl aufgenommen würde. Ob die Leute es akzeptieren würden, dass ich mich von manchen Aktionen fern halten müsste? In Deutschland hatte ich es schon mehrmals erlebt, dass man mit dem Stichwort „CFS" entweder gar nichts anfangen konnte oder es mit depressiven Verstimmungen in Verbindung brachte. Beides motiviert manche dazu, mich permanent zu irgendetwas anschieben zu wollen. Doch das hilft mir überhaupt nicht, im Gegenteil: Ich fühle mich mit dem Rücken zur Wand, muss mich rechtfertigen und abgrenzen gegen ihre Versuche, mich dazu zu bewegen, maßlos über meine Grenzen zu gehen.

Ich hatte schon davon gehört, dass mein Krankheitsbild in England akzeptierter sei als in Deutschland, und tatsächlich: Ich brauchte nur etwas von *chronique fatigue* zu sagen, und schon war ich vom Spüldienst befreit. Als Nächstes bekam ich eine Leidensgenossin aus dem Ort vorgestellt. Sie erzählte mir, dass sie wegen CFS eine Teilrente bekommt, und gab mir am Schluss unseres Gesprächs noch den Tipp: „Sag, wenn in dieser Woche gesundheitliche Komplikationen auftreten, meine Hausärztin weiß Bescheid." Wow, so leicht müsste man es in Deutschland mal haben, hilfreiche Rahmenbedingungen zu bekommen!

Zudem hat in England eine offizielle Regierungskommission[32] festgesetzt, dass CFS als eine ernst zu nehmende Krankheit anzuerkennen ist und dass sowohl in der Forschung als auch in der Versorgung der Patienten viel mehr getan werden müsste. Die Studie kommt zu dem Schluss, dass es besonders wichtig sei, den Patienten zuzuhören und sie eine bei der Behandlung aktive Rolle spielen zu lassen. Arzt und Patient sollten ausdrücklich partnerschaftlich zusammenarbeiten. Das ist ein enormer Fortschritt, selbst wenn mit diesem Bericht auch in England nicht alle Schwierigkeiten beseitigt sind. Ich kann das Gefühl gar nicht beschreiben, das mich erfasste, als ich diese Zeilen zum ersten Mal las. Es war unglaublich erleichternd, einmal schwarz auf weiß zu lesen: Ja, Sie sind wirklich krank! CFS ist eine „quälende, zur Behinderung führende Erkrankung"!

Vor diesem Kontrast wurde mir wieder bewusst, welche zusätzlichen Probleme entstehen, wenn man in die Psychofalle gerät, wie ich sie in Kapitel 2 beschrieben habe. Das betrifft beileibe nicht nur CFS-Patienten. Ich kenne unzählige Geschichten aus meinem eigenen Bekanntenkreis, und jedes Mal, wenn ich dieses Thema erwähne, kommen ein paar neue dazu. Das ist besonders bedauerlich, weil eigentlich gerade die Psychosomatik uns helfen könnte, in der Auseinandersetzung mit unserer Krankheit seelische Aspekte einzubeziehen.

Deswegen also zum Ende dieses Teils über Identität & Gefühle ein paar Gedanken über die Psychosomatik. Natürlich nicht als Fachfrau, schließlich bin ich weder Ärztin noch Psychologin. Für manche Feinheiten fehlt mir sicher das Hintergrundwissen. Es geht mir um das Erscheinungsbild, mit dem viele Patienten konfrontiert werden.

Wie kann es sein, dass in unserem doch so hoch entwickelten

medizinischen System offensichtlich schwerkranke Menschen reihenweise zum Psychologen abgeschoben oder sogar als Simulanten und Hypochonder abgestempelt werden?

Der Segen der Psychosomatik

Psychosomatik wird normalerweise definiert als Bezeichnung für die Wechselwirkung von Körper und Seele (von *psyche* = griech. „Seele“ und *soma* = griech. „Körper“).

Darin liegt zunächst einmal ein enormer Fortschritt für die Medizin. Als sich ab dem 17. Jahrhundert die klassischen Naturwissenschaften zu entwickeln begonnen hatten, geschah dies nämlich auf der Grundlage der strikten Trennung zwischen Körper und Seele, Materie und Geist. Auf diese Weise bekam die Schulmedizin ihren mechanischen Anstrich. Wie Ärzte mit dem menschlichen Körper umgingen und von ihm redeten, hatte vieles mit einer Fabrik oder einer Reparaturwerkstatt gemeinsam. Auf der anderen Seite entwickelte sich die Psychologie, die sich rein auf den geistig-seelischen Aspekt konzentrierte.

Im 20. Jahrhundert machten sich nun einige Ärzte daran, diese Trennung zu überwinden. Sie entwickelten Modelle, die die verschiedenen Seiten des Menschen zu integrieren suchten, zum Beispiel das *Bio-psycho-soziale Modell* von Thure von Uexküll. Sie waren davon überzeugt, dass man den Menschen nicht einfach in verschiedene Bestandteile aufteilen könne, sondern die Zusammenhänge zwischen diesen Aspekten mit einbeziehen solle, um ihm auch in seinen Krankheiten als Person gerecht werden zu können.

Es ist ein großer Segen der Psychosomatik, dass sie uns lehrt, unseren Körper als wundervoll-komplizierte Einheit zu sehen, der in enger und geheimnisvoller Beziehung zu unserer Person mit ihrer Geschichte und ihrem Gefühlsleben steht. Egal, was in meinem Körper schief läuft, es geschieht in Verbindung zu meinen Emotionen und Gedanken. Dazu gehören auch soziale Faktoren.

Dass Körper und Seele im Menschen zusammenspielen, legt schon die deutsche Sprache nahe. Sie ist reich an bildhaften Ausdrücken wie: „Es hängt mir zum Hals raus“, „Ich habe die Nase voll“, „Du gehst mir auf die Nerven“ oder „Das macht mir Bauchschmerzen“. Auch wenn die Ausdrücke oft nur als Metaphern gebraucht werden, unterstreichen sie doch, wie absurd es ist, Leib und Seele im Menschen kategorisch zu trennen. Das Fremdwort *Individuum*, mit dem wir eine Einzelperson bezeichnen können, leitet sich ab von dem lateinischen *unteilbar*; es meint also gerade die Einheit des Menschen, die nicht weiter zu zerteilen ist.

In der medizinischen Forschung ist man inzwischen auf viele interessante Zusammenhänge gestoßen. Die Psychoneuroimmunologie (Lehre von den Zusammenhängen zwischen Seele, Nervensystem und Immunsystem) hat viel darüber herausgefunden, wie sich Stress über unsere Gefühle und unser Nervensystem auf unser Immunsystem auswirkt. Das Stresshormon Adrenalin, das bei Spannungszuständen nötige Zusatzkraft liefern soll, unterdrückt gleichzeitig das Immunsystem (Immunsuppressoren). Wird Stress also zum Dauerzustand, werden wir anfälliger für Infektionen. Auch bei Kopfschmerzen und Rückenproblemen haben schon viele die Erfahrung gemacht, dass psychische Faktoren eine entscheidende Rolle spielen können. So erweist es sich als hilfreich, im Gespräch mit dem Patienten nicht nur seine körperlichen Symptome zu erfragen, sondern auch über seine Lebenssituation ins Gespräch zu kommen – Konflikte im Berufsleben und in der Familie.

Die Falle der Psychosomatik

Die Definition von oben geht allerdings weiter: „Im klinischen Sprachgebrauch Bezeichnung für eine Krankheitslehre, die psychische Einflüsse auf somatische Vorgänge berücksichtigt."[33] Der DUDEN definiert Psychosomatik kurz als: „Wissenschaft von der Bedeutung seelischer Vorgänge für Entstehung und Verlauf körperlicher Krankheiten".[34]

Im Klartext heißt das, dass im Interesse der Mediziner lediglich die Einflüsse der Seele auf den Körper liegen. War die Psychosomatik theoretisch als Wissenschaft von den *Wechselwirkungen* definiert, so wird in der Praxis lediglich der Einfluss *von der Seele auf den Körper* berücksichtigt. Laut aller Definitionen, die ich bis jetzt gefunden habe, liegt im Fokus die Bedeutung *seelischer* Vorgänge bei der Entstehung *körperlicher* Krankheiten.[35] Damit ist die Blickrichtung auf eine einseitige kausale Betrachtungsweise festgelegt.

Ursprünglich rührt dieser Ansatz vermutlich daher, dass die meisten Mediziner sich auf die Perspektive beschränkten, die ihrer Aufgabe diente: die Behandlung von körperlichen Krankheiten. Die andere Blickrichtung blieb Sache der Psychologen und Psychiater, nämlich zu erforschen, welche psychischen Erkrankungen in körperlichen Prozessen ihre Ursachen haben. Doch in der ärztlichen Praxis scheint diese Trennung dazu geführt zu haben, dass psychische Erkrankungen oft als eine Art „Mülleimer-Diagnose" verwendet werden. Wenn man körperlich nichts findet, bleibt im Ausschlussverfahren eben die Psyche übrig. Wer Krankheit nicht nachweisen kann, ist körperlich *gesund* und wird an die Psychosomatik überwiesen.

Merkwürdigerweise liegt hier die Beweislast nun meistens andersherum: Wer nicht eine einwandfreie seelische Gesundheit demonstrieren kann, ist *krank*. Aber wer ist schon seelisch perfekt? Ansatzpunkte für irgendwelche inneren Spannungen und Defizite lassen sich eigentlich immer finden. In der Praxis treibt das manchmal seltsame Blüten: Wer verheiratet ist, leidet dann unter den Partnerschaftskonflikten; wer Single ist, leidet am Alleinsein. Wer im Berufsleben steht, kommt mit den Anforderungen dort nicht zurecht oder überlastet sich als Erfolgsmensch mit zu hohen Erwartungen, und wer arbeitslos ist, leidet sowieso. Der ursächliche Zusammenhang ist schnell hergestellt (Kausalität); es wird nicht länger gefragt, ob hier nicht vielleicht zwei Dinge miteinander in Verbindung gesetzt werden, die eher zufällig gleichzeitig nebeneinander herlaufen (Koinzidenz).

Fatale Folgen

Die Folgen sind fatal: Man ist verwirrt, weil man seine Lage anders empfindet, und wird dazu gebracht, sich von seiner Selbstwahrnehmung zu distanzieren. Man wagt nicht mehr zu erkunden, was einem gut tut und wo seine Grenzen liegen, denn anscheinend hat man ja keine blasse Ahnung davon, wie die Dinge in einem wirklich zusammenhängen. Damit entfremdet man sich immer mehr von sich selbst und wird immer verunsicherter. Das kann bis zu einem Gefühl von Gehirnwäsche gehen.

Andere sind sich ihrer selbst sicher genug, eine solche Einordnung zurückzuweisen und geraten dadurch mit der Ärzteschaft in schwere Konflikte. Ihre „Widerstände“ werden frontal angegriffen, denn in der Psychoanalyse gelten Widerstände als Zeichen, auf heißer Spur zu sein. Es wird also versucht, ihren „Vermeidungsmechanismus“ zu knacken, um an das blockierende Geheimnis dahinter zu kommen. Die Patienten spüren oft nur, dass etwas schief läuft und sie ihren Ärzten immer weniger vertrauen können. Offene Gespräche werden zu einem Wagnis, denn aus jeder Blöße, die man sich gibt, kann neues Material für die psychische Diagnose gewonnen werden. Sie fühlen sich mit dem Rücken zur Wand und werden an diesem Punkt immer empfindlicher. Irgendwann reicht schon eine schlichte Nachfrage von Bekannten aus („Ist es nicht vielleicht psychisch?"), um in die Luft zu gehen und sich zu verteidigen. Angehörige geben zu bedenken: „Wenn der Arzt es doch gesagt hat ..." Anschließend verkriechen sie sich in ihrer Festung und werden immer einsamer.

Die meisten Kranken stehen wohl irgendwo zwischen diesen beiden Polen. Tief in sich wissen sie, dass etwas mit ihrem Körper nicht in Ordnung ist, aber sie lassen sich durcheinander bringen und geraten in Zweifel, die sich mal gegen sie selbst richten und mal nach außen – gegen ihre Ärzte oder ihr Umfeld. Ihre Verwirrung gibt ihnen nun aber neuen Anlass, sich zu prüfen und ernsthaft zu fragen, ob an der psychischen Diagnose nicht doch etwas dran sei. Scheinbar ist man ja doch nicht so intakt, wie man geglaubt hat. Die seelischen Folgen der falschen Diagnose füttern nun also permanent den Kreislauf des Selbstzweifels. Aber so sehr man sich auch das Hirn zermartern mag, man wird keine Klarheit über sich finden, sondern nur sein Identitätsgefühl immer tiefer untergraben.

Damit aber noch nicht genug: Wenn mein Problem darin besteht, dass ich *meine,* krank zu sein, darf ich mich natürlich nicht damit abfinden. Es fällt eh schwer genug, eine Krankheitssituation anzunehmen, doch wer in der Somatisierungsschublade gelandet ist, wird noch künstlich gegen sie aufgehetzt. Man darf schon gar keine glücklichen und zufriedenen Momente erleben und das Beste aus seiner Lage machen, denn hinter der nächsten Ecke lauert schon der sekundäre Krankheitsgewinn!

Ich kann mich heute an kleinen Dingen mehr freuen? Ich kann es manchmal genießen, vormittags in aller Ruhe zu frühstücken? „Aha, das ist ihr Vorteil, den sie aus ihrer Krankheit zieht und den sie nicht wieder verlieren möchte!"

Drastisch formuliert wird man in der Enge seines Käfigs zusätzlich in eine Zwangsjacke gesteckt, die heißt: „Du musst alles an deiner Lage furchtbar finden – aber werde bloß nicht depressiv dabei!"

Eine wirksame Krankheitsbewältigung wird auf diese Weise gerade verhindert, wie Rolf Degen bestätigt. Nach der Analyse vieler Studien (Metastudien) kommt er zu dem Schluss: „Die psychosomatische Deutung von Krankheiten ... macht den Betroffenen nachweislich die Bewältigung ihres Leidens schwer.“[36] Er sieht es für erwiesen an, „dass die Opfer von mutmaßlichen psychosomatischen Störungen durch diese Deutung zu einem untauglichen Umgang mit ihrer Krankheit verleitet werden“; sie wären „emotional sehr viel belasteter und depressiver“ und hätten „viel weniger Hoffnung in die Zukunft“, stattdessen seien alle ihre Gedanken von „Hader mit dem Schicksal und zwanghaftem Grübeln über ihr verpfuschtes Leben durchsetzt“.[37] Außerdem beklagt er die „diffamierende und entwürdigende Haltung gegenüber den Kranken“, mit der dieser Ansatz in der Realität einhergehe.[38]

Krankheit als Schuld?

Sehen Sie den schwarzen Peter wieder herumwandern? Unsere dämliche Suche nach einem Schuldigen bekommt durch die Psychosomatik ungeahnte neue Möglichkeiten. Der gemeine Chef, die vereinnahmende Partnerin ist es und allermeist der Patient selbst, bei dem der schwarze Peter wieder einmal hängen bleibt.

Sehr deutliche Worte hat Karin Spaink in ihrem Buch *Krankheit als Schuld?*[39] gefunden. Sie sieht in der Psychologisierung von Krankheit eine ernst zu nehmende Gefahr, die im großen Stil davon abhalte, sich mit der Hinfälligkeit des eigenen Körpers auseinander zu setzen. Der Körper als eigener Faktor entfalle und löse sich ganz in Geist auf. „Unser Körper ist dann nichts anderes als die Arena, in der wir unsere unverarbeiteten Konflikte austragen.“ Diese Form der Psychosomatik nehme „den Körper nicht ernst“ und weigere sich, „die Stärken, Schwächen und Gesetzmäßigkeiten des Körpers anzuerkennen, Eigensinnigkeiten, die sich nicht ohne weiteres den Launen eines allmächtigen Geistes beugen. Der Körper ist in ihren Augen nichts anderes als die Sprache des Geistes." [40]

Krankheit mutiere auf diese Weise von einem Leiden zu einer notwendigen „Hausaufgabe für das Bewusstsein", zum „Nachsitzen" für ungelöste Probleme in der Seele.[41] Wer körperlich krank werde, setze sich dem Vorwurf aus, seine eigentlichen Probleme nicht anzupacken. Vergleichbar mit Süchten werde Krankheit als eine Flucht aus psychischen Defiziten angesehen, als ein Versuch, in den inneren Konflikten einen äußeren Halt zu finden.[42] Aus dem ursprünglichen Recht auf Gesundheit werde so die *Pflicht zum Gesundsein;* damit ist der Kranke vom Opfer zum Täter geworden.[43] Wer krank ist, ist selbst schuld. Unverschämterweise belastet er damit nicht nur sich selbst, sondern auch noch sein Umfeld und die Sozialsysteme.

Dieses Denksystem hält sie für so vernebelnd, dass sie in Anlehnung an die alten Quacksalber von „Quackdenkern" spricht. Ihre Suggestionen hätten eher Glaubenscharakter denn wissenschaftliches Fundament.[44] Ähnlich wie Degen sieht sie in der Psychologisierung einen Ansatz, der von einer sinnvollen Behandlung gerade abhalte. Die auf den Plan gerufene Psychotherapie verwickle in Scheingefechte und unterstütze letztlich die Leugnung des Leidens.[45]

Horst-Eberhard Richter, selbst Psychoanalytiker, sieht das Problem darin, dass Mediziner die Psychosomatik oft nicht richtig *anzuwenden* wüssten. Was den Blick für den ganzen Menschen weiten sollte, verwandelt sich in einen erhobenen Zeigefinger: „In der Sichtweise der reinen Organmedizin ist das Psychische, das sich bei psychosomatischem Kranksein vordrängt, eher etwas Schuldhaftes, etwas primär Unvernünftiges."[46] Ähnlich kritisiert der Psychiater Samuel Pfeifer an seiner Zunft: „Von psychologischer Seite entsteht manchmal wirklich der Eindruck, psychosomatische Leiden seien keine wirklichen

Krankheiten, sondern nur Ausdruck der Verdrängung der eigentlichen seelischen Konflikte." Er verweist auf teilweise „abenteuerliche Erklärungen" und fährt fort: „Versucht man psychosomatische Probleme in solch einseitiger Form zu deuten, so fühlen sich die Betroffenen nicht ernst genommen. Ihre körperlichen Beschwerden sind real, quälend bis an die Grenze des Erträglichen ... Die Symptome sind nicht ‚gemacht', um ‚etwas zu erreichen'."[47]

Ob der Fehler nun im System oder in der Anwendung liegt, Tatsache ist, dass der gegenwärtige Einsatz der Psychosomatik oft zu Schuldzuweisungen führt, die das Leben mit Krankheit zusätzlich erschweren.

Vom Schmetterling, der sich einbildete, in einem Käfig zu sitzen

Der arme Schmetterling! Schlimm genug, dass er in seinem Käfig eingesperrt ist, nun muss er sich auch noch weismachen lassen, dass seine Krankheit an ihm selbst und seinem unangemessenen Umgang mit seinem Innenleben liegt. Der Schlüssel zur Käfigtür soll nirgendwo anders versteckt sein als in seinem eigenen Herzen. Oder noch anders: Es gibt gar keinen Käfig. Der Schmetterling bildet sich ihn nur ein. Er hat sich den Käfig in seiner Vorstellung selbst geschaffen, weil die Blumenwiese ihn überfordert. Sein Gefängnis verletzt nicht sein Schmetterlingswesen, sondern entspricht seiner kranken Schmetterlingsseele. Dann ist das Problem also nicht der Käfig, sondern seine Wahrnehmung.

Das bedeutet: Es gibt keinen Käfig, an dem sich etwas ändern müsste, es gibt aber einen Schmetterling, an dem man eine Menge ändern muss. Denn er sieht schwarz, wo eigentlich alles gut ist, und macht sich und anderen nur unnötig das Leben schwer. Folge: Der Schmetterling wird kein bisschen mehr Blumenwiese erleben als vorher, stattdessen gibt er sich nun selbst die Schuld an allem. Er wird sich nicht mit dem Käfig beschäftigen und sich in ihm einrichten, denn das würde beweisen, dass der Schmetterling insgeheim im Käfig sitzen *möchte.* Und wenn er doch jemanden finden sollte, der ihm glaubt und Mitleid mit ihm hat, so hat er dadurch nur endgültig bewiesen, dass er die Käfig-Lüge unbewusst vorschiebt, um die Zuwendung zu bekommen, die er auf freier Blumenwiese nicht findet.

Ist das nicht pervers? Aber so geht es Kranken, die irrtümlicherweise mit den Diagnosen *Hypochondrische Störung* oder *Somatisierungsstörung* belegt werden. Diese so genannten *somatoformen* Störungen zeichnen sich dadurch aus, dass sie dem Patienten als körperliche Störung erscheinen, in Wahrheit aber verdrängte psychische Konflikte darstellen, die die Wahrnehmung beeinträchtigen und das *Gefühl* von Kranksein erzeugen. Entscheidend ist wohl die Frage, wie man nun herausfinden will, ob sich jemand seine Erkrankung nur einbildet oder tatsächlich krank ist.

Problematische Kriterien (der ICD-10)

Hierfür sind einheitliche Kriterien aufgestellt worden, die man im internationalen Schlüssel zur Klassifizierung von Krankheiten nachlesen kann (dem so genannten *ICD-10*[48]*)*. Dieser Schlüssel bietet eine internationale Grundlage für die gesamte medizinische Diagnostik, auf der seit dem Jahr 2000 niedergelassene Ärzte Diagnosen stellen und einer Nummer dieses Schlüssels zuordnen. Kapitel V umfasst die psychiatrischen Diagnosen. Sie tragen alle als erste Bezeichnung ein „F", danach folgen Zahlenkombinationen.

Unter F0 sind organische Störungen aufgeführt, die in ihren Symptomen psychischen Störungen gleichen. Unter F45 findet man dagegen psychische Störungen, die dem Patienten körperlich erscheinen (*somatoforme* Störungen). Somit berücksichtigt der *ICD-10* sowohl die Möglichkeit, dass ein körperliches Syndrom seine Ursache im seelischen Bereich haben kann, als auch die umgekehrte, dass ein psychisches Syndrom seine Ursache aus dem organischen Bereich bezieht.

Doch die Kriterien für die *somatoformen* Störungen werfen meiner Meinung nach Probleme auf. Ihr Hauptmerkmal wird so beschrieben: „die wiederholte Darbietung körperlicher Symptome in Verbindung mit hartnäckigen Forderungen nach medizinischen Untersuchungen trotz wiederholter negativer Ergebnisse und Versicherung der Ärzte, dass die Symptome nicht körperlich begründbar sind". Einschränkend wird hinzugefügt, dass Symptome zwar vorhanden sein können, aber dann „nicht die Art und das Ausmaß der Symptome oder das Leiden und die innere Beteiligung des Patienten" erklären können. Charakteristisch ist weiterhin, dass Patienten darauf bestehen, eine körperliche Krankheit zu haben. Sie widersetzen sich der Diskussion von psychischen Ursachen und versuchen stattdessen, die „Ärzte von der grundsätzlich körperlichen Natur ihrer Erkrankung und von der Notwendigkeit weiterer Nachforschungen und Untersuchungen zu überzeugen".

Bei der *Somatisierungsstörung* (F45.0) liegen „lange anhaltende multiple und unterschiedliche körperliche Symptome" vor, für die aber „keine ausreichende somatische Erklärung gefunden wurde". Bei der *hypochondrischen Störung* (F45.2) steht die „anhaltende Überzeugung vom Vorhandensein wenigstens einer ernsthaften körperlichen Krankheit" im Vordergrund, „als Ursache für vorhandene Symptome, auch wenn wiederholte Untersuchungen keine ausreichende körperliche Erklärung erbracht haben". Es gibt Menschen, die fest davon überzeugt sind, an AIDS oder Krebs zu leiden, obwohl die entsprechenden Befunde eindeutig negativ sind. Im Hintergrund steht hier meist eine große *Angst* davor, ernsthaft krank zu werden.

Zweites Kriterium für die Diagnose ist die „ständige Weigerung, den Rat und die Versicherung mehrerer Ärzte zu akzeptieren, dass den Symptomen keine körperliche Krankheit zugrunde liegt". Die beiden Störungen sind folgendermaßen voneinander abzugrenzen: „Bei der Hypochondrie bezieht sich die innerliche Inanspruchnahme auf ein oder zwei körperliche Krankheiten, die benannt werden, während bei der multiplen Somatisierungsstörung zahlreiche, oft wechselnde Beschwerden bestehen."

Das Problem, das nun in der Praxis auftaucht, sieht folgendermaßen aus: Wie erfolgt die Abgrenzung zu jemandem, der wirklich körperlich krank ist, aber dessen Ursachen bis jetzt noch nicht geklärt sind? Auch heute gibt es immer noch unzählige Krankheiten, die nicht hinreichend erforscht sind (meist vorerst „Syndrom" genannt). Folglich sind sie oft auch nicht einwandfrei diagnostisch nachweisbar. Nach den Kriterien des ICD-10 scheint man so lange als gesund zu gelten, bis man einen eindeutigen Laborbefund für seine Erkrankung liefern kann. Wer in der Zwischenzeit darauf beharrt, dass etwas körperlich nicht stimmt, kann jederzeit eine Somatisierungsstörung diagnostiziert bekommen.

Mal angenommen, jemand kommt von einem Afrikaaufenthalt zurück. Er fühlt sich krank, aber kein schulmedizinischer Test findet etwas Aussagekräftiges. Wenn jetzt die Ärzte beginnen, ihm zu erklären, dass er gesund sei, wird er immer mehr auf Abwehr gehen, um deutlich zu machen: Nein, ich fühle mich noch genauso krank! Vielleicht sind die Symptome etwas diffus und teilweise solche, die man schwer von außen nachweisen kann: Schmerzen, Abgeschlagenheit, Erschöpfung. Je hartnäckiger er sich weigert, die Aussagen der Ärzte anzunehmen, desto besser passt er in die Schublade F45 – Somatisierungsstörung.

Es steht nun Meinung gegen Meinung. Der Patient ist vollkommen abhängig davon, dass seine Krankheitsursache gefunden wird, das heißt, dass am richtigen Ort überhaupt *gesucht* wird und die Ärzte ihn nicht gleich als Hypochonder stehen lassen. Und davon, dass sich irgendjemand mit Tropenviren noch besser auskennt als die anderen, die meinten, schon alles durchgecheckt zu haben. Wenn es nicht ein Virus ist, der erst in fünf Jahren identifiziert werden wird.

Gilt man also erst dann als Kranker, wenn man den unwiderlegbaren Nachweis erbringen kann? Wird man zum Somatisierungsgestörten, wenn man in der Zwischenzeit darauf beharrt, dass etwas nicht stimmt? Und wie soll man diesen Nachweis erbringen, wenn der Versuch, die Ärzte von der Notwendigkeit weiterer Untersuchungen zu überzeugen, gleichzeitig ein Kriterium für die Somatisierungsstörung erfüllt? Merken wir, wie abhängig wir uns von dem derzeitigen Stand der Wissenschaft machen?

Im System dieser Kriterien sehe ich ein Problem, das Patienten nur hoffen lassen kann, an Ärzte mit gesundem Menschenverstand zu geraten.

Der Weg von der Seele zum Körper ist keine Einbahnstraße

Ein zweiter „Fehler im System" steckt meiner Ansicht nach in der oben erwähnten Fortschreibung der Definition von Psychosomatik, die die grundlegende Definition von den *Wechselwirkungen* in die einseitige Betrachtungsweise umsetzt: Die Seele als Ursache für körperliche Beschwerden.

Dabei gibt es genügend anerkannte Beispiele für die umgekehrte Richtung (körperliche Vorgänge als Ursache für seelische Probleme): Eine geschädigte Schilddrüse führt zu Stimmungsschwankungen, Drogenmissbrauch kann Psychosen auslösen, endogene Depressionen sind Folgen eines Stoffwechselproblems. Wie oben erwähnt, berücksichtigt der ICD-10 unter F0 solche organischen Störungen, die im psychischen Gewand daherkommen. Bei systemischen Krankheiten (die nicht nur ein bestimmtes Körperteil betreffen, sondern ein oder mehrere Organsysteme) kann auch das Hormonsystem in Mitleidenschaft gezogen werden. So gerät der Gefühlshaushalt durcheinander und es können reaktive psychische Probleme entstehen.

Das erlebe ich persönlich sehr häufig: Wenn ich meine Grenzen zu sehr überschritten habe, rächt sich mein Körper mit schweren Erschöpfungsattacken. Ich liege dann einen Tag lang einfach nur da, schlafe nicht, bin aber auch zu nichts in der Lage, weil der Körper voll beschäftigt ist: geschwollene Lymphknoten, Schmerzen am ganzen Körper, Muskelzucken, Hirn wie Brei, Bauchschmerzen, Druck hinter den Augen und diese entsetzliche Schwäche. Ich spüre richtig, wie im Stoffwechsel alles rauf und runter rennt, um sich zu regenerieren. Nach ein paar Stunden kommen dann meist heftige depressive Gefühle auf. Es ist, als ob das Gehirn eine schwarze Soße ausschüttet.

Als meine Krankheit noch von einigen Ärzten als psychosomatisch eingestuft wurde, habe ich diese schwarze Soße sehr ernst genommen und tief in mich hineingehört, um herauszubekommen, welche negativen Gedanken dahinter stecken. Das wurde immer schlimmer, bis ich irgendwann begriffen habe: Die schwarze Soße kommt einfach ein paar Stunden nach Beginn der Erschöpfungsattacke. Nach zwei, drei Stunden ist sie wieder vorbei und ich kann mich kaum noch daran erinnern.

Seitdem versuche ich, diese Stunden auszuhalten, ohne ins Grübeln zu verfallen. Meist gehe ich dann aus diesen Phasen viel unbeschädigter hervor als früher. Ich regeneriere mich viel schneller und fühle mich seelisch nur etwas ramponiert, aber nicht ernsthaft angekratzt. Inzwischen weiß man ein bisschen darüber, was biochemisch in diesen Phasen abläuft, in denen mein Hirnstoffwechsel in die Erschöpfungsattacke mit hineingezogen wird. So kann ich der *schwarzen Soße* heute auch medikamentös etwas entgegenwirken.

Was war zuerst?

Leben mit Krankheit bringt auf Dauer enorme seelische Belastungen mit sich, wie wir in Kapitel 5 und 6 gesehen haben. So ist es nicht verwunderlich, wenn ein chronisch Kranker psychisch nicht gut drauf ist. Leider wird darin schnell ein Ansatzpunkt für eine psychosomatische Diagnose gesehen.

Nach meiner Erfahrung und den Erzählungen anderer wird allgemein viel zu wenig danach gefragt, in welcher *Reihenfolge* Beschwerden aufgetreten sind. Die Beispiele mit der Schilddrüse und dem Trainingsmangel habe ich in Kapitel 2 erzählt. Es verwundert also nicht sonderlich, wenn auch bei psychischen Anzeichen nicht sorgfältig geforscht wird, ob sie schon in der Entstehung der körperlichen Krankheit mitwirkten oder erst mit den Jahren hinzutraten. Trotzdem halte ich auch das für einen „Fehler im System", der eigentlich nicht sein dürfte. Medizinstudenten versichern mir wacker, dass sie in ihrem Studium eigentlich etwas anderes gelehrt bekommen.

Rolf Degen kommt nach Auswertung einiger Studien zu dem gleichen Schluss: „Die psychosomatische Medizin muss sich nach Ansicht der Autoren davor hüten, Charakterzüge von Patienten in die Vergangenheit zurückzudatieren und als Krankheitsursachen zu interpretieren."[49]

Neue Erlaubnisse

Wenn Ihnen das alles sehr vertraut vorkommt, ist es wichtig, dass Sie sich neu die Erlaubnis geben, auf Ihre eigene Wahrnehmung zu hören. Wo diese Ihnen bis jetzt nur im Weg gestanden haben sollte und Ihnen von außen diktiert worden ist, was Sie über sich zu denken hatten, können Sie neu lernen, zu sich zu stehen und sich selber wieder über den Weg zu trauen. Nehmen Sie ernst, was Sie selbst über sich empfinden, und bringen Sie dies auch bei Ihren Ärzten ein. Sie sind der Experte Ihrer Krankheitsgeschichte!

Außerdem dürfen Sie neu das Sorgerecht um Ihre Seele übernehmen. Wo Ihnen suggeriert worden ist, dass Ihre Seele Ihr eigentlicher Feind ist, der Ihre Heilung blockiert, dürfen Sie sich nun um sich kümmern. Sie dürfen seelische Schwankungen haben, ohne Ihre körperliche Diagnose aufs Spiel zu setzen. Sie dürfen sich mit Ihrer Psyche beschäftigen und sie pflegen.

Und ein Drittes: Sie dürfen sich einrichten! Sie dürfen es sich so schön und angenehm wie möglich machen. Sie dürfen sich auf Ihre Lage einstellen und mögliche Hilfen nutzen – auch wenn Sie dadurch erst so richtig krank wirken.

Weltanschauliche Hintergründe

Angesichts solch grober Systemfehler kann man sich schon fragen, woher diese kollektive Betriebsblindheit kommt. Ich habe den Eindruck, dass hier weltanschauliche Hintergründe eine Rolle spielen. Wir tun uns einfach immer noch schwer damit, den Menschen wirklich als Ganzheit zu begreifen. Zu tief sitzt noch die Trennung von Materie und Geist, mit der René Descartes im 17. Jahrhundert die eigentlichen Voraussetzungen für die Entstehung der modernen Naturwissenschaften schuf.

Descartes wollte eine objektive Grundlage für die Erforschung der Welt schaffen, doch diese Objektivität trügt: Platz findet in ihr nur, was sich nach ihren Methoden messen und beweisen lässt; alles andere, „Subjektive“, wird methodisch außen vor gelassen. „An der Wirklichkeit des kranken Menschen gemessen ist die streng kausal-naturwissenschaftliche Medizin ... nicht ein Bild dessen, was wirklich ist. Dies bedeutet, dass die naturwissenschaftlichen Daten alle richtig sind, das ausschließlich hierauf begründete Bild des Menschen aber doch falsch ist.“ (Wilhelm Doerr).[50] Auf diesem Boden entwickelte sich die klassische Schulmedizin, und es verwundert nicht, dass sie in der Folge immer technischere Vorstellungen vom Menschen entwickelte.

Auf der anderen Seite steht bei Descartes und mit ihm auch im modernen Denken der Neuzeit eine Höherschätzung des Geistigen. Einzig im methodischen Zweifel sah er einen Weg, sich seiner selbst zu vergewissern („Ich denke, also bin ich!"), denn nach seiner Vorstellung gibt nur das Denken Anteil am Göttlichen. Medizin und Theologie teilten sich also den Menschen auf: Die Medizin kümmerte sich um seinen Körper und die Theologie um seine Seele („in einer gleichsam umgekehrten Gnosis" – Wilhelm Kütemeyer[51]). So liegt schon in den Grundfesten des modernen Denkens die Vorstellung verborgen, dass die Seele über dem Körper stehe. Ob hier die Einbahnstraße in der Anwendung der Psychosomatik schon vorgebahnt worden ist?

Elisabeth Lukas sieht in der Psychologisierung von Krankheit eine Verbindung zum Machbarkeitswahn des modernen Menschen, der es nicht ertragen kann, dass seinem Leben echte Grenzen gesetzt sein sollten: „Selbstverständlich können ein ungesunder Lebensstil und ein ungesundes soziales und ökologisches Umfeld die leiblich-seelische Hinfälligkeit ... vorantreiben, dennoch würden der gesündeste Lebensstil und optimale Umfelder der leiblich-seelischen Hinfälligkeit des Menschen nicht Einhalt zu gebieten vermögen. Wir sollten uns also vor psychologistischen Interpretationen von Krankheiten hüten, die in jede Krankheit eine Bedeutung hineindeuten wollen, und zwar eine, die sich auf etwas Defizitäres (einen Mangel) im Leben der Patienten bezieht, das ans Tageslicht geholt werden müsste, um deren Krankheit richtig verstehen und bekämpfen zu können."[52]

Anleihen aus der New-Age-Bewegung

Noch deutlicher scheint mir die Verbindung zu weltanschaulichen Hintergründen bei aktuellen Vertretern einer Psychologisierung von Krankheit zu sein. Als Beispiel nehme ich Thorwald Dethlefsen, der mit seinem Buch *Krankheit als Weg*[53] recht populär geworden ist. Seine These lautet, dass jede Erkrankung einen psychischen Mangel ausdrückt. Deshalb ist Krankheit also seiner Meinung nach kein Übel in sich, sondern eine Art Hinweisschild und damit die Chance, seelischen Defiziten auf die Spur zu kommen.[54] Den einzelnen Krankheitsbildern ordnet er – wie auch andere Autoren aus dieser Ecke der Psychotherapie wie etwa Louise Hay oder Norman Shealy und Caroline Myss – einen bestimmten seelischen Konflikt zu. Blasenkrankheiten etwa sollen mit Druck und unnötigem Festhalten an altem Ballast zusammenhängen, Erbrechen mit Abwehr/„Nicht-Akzeptieren" usw.[55]

Irgendwie erscheint das sehr einleuchtend und intelligent. Aber wenn wir genauer hinsehen, merken wir, wie hier körperliche Zusammenhänge willkürlich außer Kraft gesetzt werden zugunsten dieser Vorstellungen, bei denen das körperliche Symptom als reine Metapher für eine psychische Befindlichkeit gesehen wird. Dethlefsen kommt – wie viele seiner Kollegen – aus der New-Age-Bewegung, und hier findet er auch die denkerischen Voraussetzungen für seine Thesen: Das Bewusstsein steht über aller Materie. Es beschreitet einen Weg der Selbsterlösung. Krankheit ist ein nötiger Schritt auf diesem Weg, um dem Bewusstsein zur Vervollkommnung zu verhelfen. Dieses Karma reinigt sich auf dem Weg durch viele Reinkarnationen.

Tatsächlich spielt der Reinkarnationsglaube eine große Rolle in diesen therapeutischen Ansätzen. Dethlefsen hat eine eigene „Reinkarnationstherapie" entwickelt und schreibt selbst: „Wir können es schwer vermeiden, unser Bekenntnis zur Reinkarnation hier zu erwähnen, da sonst unsere Darstellung von Krankheit und Heilung in einigen Fällen nicht mehr nachvollziehbar wäre."[56] Damit meint er vor allem angeborene Behinderungen und Kinderkrankheiten. (Er glaubt also im Ernst, dass Krankheiten, die uns schon zu Beginn unseres Lebens belasten, unsere Bewusstseinsdefizite in einem vorherigen Erdenleben ausdrücken.)[57]

Vielleicht machen es diese Ausführungen leichter, auch seine Grundthese in Frage zu stellen: Krankheit als Weg? Das ist das Denken der östlichen Religionen: Es gibt nichts wahrhaft Schlechtes in diesem Leben, sondern alles ist nötig auf dem Weg des Karmas. Es gibt kein (unverschuldetes) Leid durch Armut oder Krankheit und deswegen auch keinen Grund für Barmherzigkeit. Was Menschen der ärmeren Kasten in Indien seit Jahrhunderten erleben, überträgt sich nun also auch auf kranke Menschen: Wem es gut geht, der macht keinen Finger krumm! Für den, der auf der Schattenseite steht, ist ja doch alles nur der nötige Lauf des Schicksals.

Das Denken der Bibel

Manchen mag es überraschen, dass gerade die Bibel hier einen anderen Weg geht. *Psychosomatisches Denken* scheint für das Alte und auch das Neue Testament selbstverständlich zu sein. Die Leibfeindlichkeit, die sich in Teilen des Christentums festgesetzt hat, drang erst in späteren Jahrhunderten in die Kirche ein.[58] An vielen erzählten Gottesbegegnungen lässt sich erkennen, dass Gott selbst den Menschen geistlich *und* leiblich begegnet: Er verkündet einen Auftrag, aber isst auch mit ihnen. Jesus heilt und veranlasst danach, dass die Geheilte erst einmal eine Mahlzeit bekommt.[59] Im Johannesevangelium macht er als erstes Wunder Wasser zu Wein, damit die Hochzeitsgesellschaft kräftig weiterfeiern kann.

Der Anfang der Menschheit wird so dargestellt (1. Mose 2,7):

Gott nimmt Staub von der Erde (= Materie), bildet daraus den ersten Menschen und haucht ihm Lebensatem (= Geist) in die Nase. So wird Adam „ein lebendiges Wesen". Das Leben besteht also gerade in der Einheit zwischen Materie und Geist. Das hebräische Denken des Alten Testaments[60] sieht in Leib und Seele nie verschiedene *Teile*, die man für sich analysieren könnte, sondern verschiedene *Seiten* oder *Aspekte* des Menschseins wie unterschiedliche Perspektiven auf ein und dasselbe Objekt. In Einzelteile sezieren lässt sich nur eine Leiche.

An der hebräischen Sprache lässt sich erkennen, dass die Wörter für jedes Körperteil auch davon abgeleitet Handlungen und Gefühle bezeichnen.[61] Ein Beispiel, wie das geht: Die Hand steht auch für Zugreifen und dann weiterführend für Verfügungsgewalt/Machtbereich, sprich: für den aktiven Menschen und seine Möglichkeiten. Das Herz steht für die Mitte des Menschen, in der sich seine Entscheidungen ausbilden. Das Wort für „Nieren" bezeichnet auch abstrahierend das Gewissen. Egal, ob diese Zuordnungen nun im Einzelnen den Erkenntnissen der modernen Psychosomatik entsprechen: Das Innere des Leibes mit seinen Organen wird als Träger der seelischen und ethischen Regungen gesehen.[62] Nach dem Denken der Bibel gibt es keine seelischen Vorgänge ohne Verankerung im Leib, genauso wenig wie körperliche Vorgänge ohne Verbindung zur Psyche.

Für das Leben mit Krankheit bedeutet das: Begreife dich als Einheit. Werde aufmerksam auf deine körperlichen *und* psychischen Prozesse, aber ohne einseitig alles auf einen Aspekt zurückzuführen. Finde heraus, wie du auf den verschiedenen Ebenen deine Gesundheit unterstützen kannst.

Eine befreundete frisch gebackene Psychotherapeutin erzählte mir, dass sie das genau so in ihrer Ausbildung gelernt hat. Die Probleme, über die ich schreibe, waren in ihren Augen alle überholt und meine Darstellungen Schnee von gestern. Umso besser! Vielleicht haben wir es hier mit den „Kinderkrankheiten" der Psychosomatik zu tun, die bald ausgestanden sind.

Ganz egal, ob Sie nun bisher in die Psychofalle geraten sind oder nicht: Ihre Krankheit hat Ihre Seele deformiert. Ihre Seele braucht eine gute Pflege, um diese Zeit zu überstehen. Einiges ist in diesem Teil angesprochen worden, anderes wartet in Teil 3 und Teil 4 auf uns. So helfen Sie gleichzeitig Ihrem Körper, die nötigen Energien für seinen Heilungsprozess freizusetzen. Trotz der Erkrankung können Sie Ihr Lebensglück nach Kräften fördern und sich auch mit Ihren verborgenen seelischen Vorgängen auseinander setzen. Vielleicht ist Ihre Krankheitszeit sogar eine besondere Chance, dies zu tun.

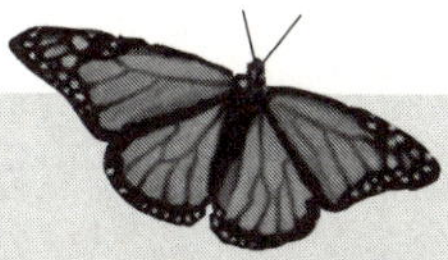

Anstoß für Kranke

Ich will neu lernen, meiner Selbstwahrnehmung zu vertrauen.

Ich nehme mir das Recht, mich um meine Seele zu kümmern und meine Situation zu gestalten.

Wo ich in die Mühlen der Psychofalle geraten bin, prüfe ich die Möglichkeiten, von mir aus das Gespräch und den Widerspruch zu suchen.

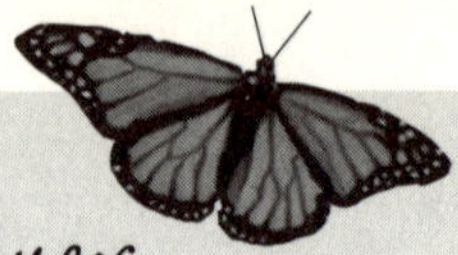

Anstoß für Mediziner und Psychologen

Ich will hinter der körperlichen Krankheit die ganze Person des Kranken sehen, mit seinen leiblichen, seelischen, sozialen und geistigen Anteilen.

Wenn ich Zusammenhänge zur Psyche prüfe, achte ich sorgfältig auf seine Geschichte. So kann ich auch erkennen, ob die momentane mentale Verfassung eher eine Wurzel oder eine Folge der körperlichen Befindlichkeit ist.

Ich hüte mich vor monokausalen Erklärungen.

TEIL 3

BEZIEHUNGEN & KONTAKTE

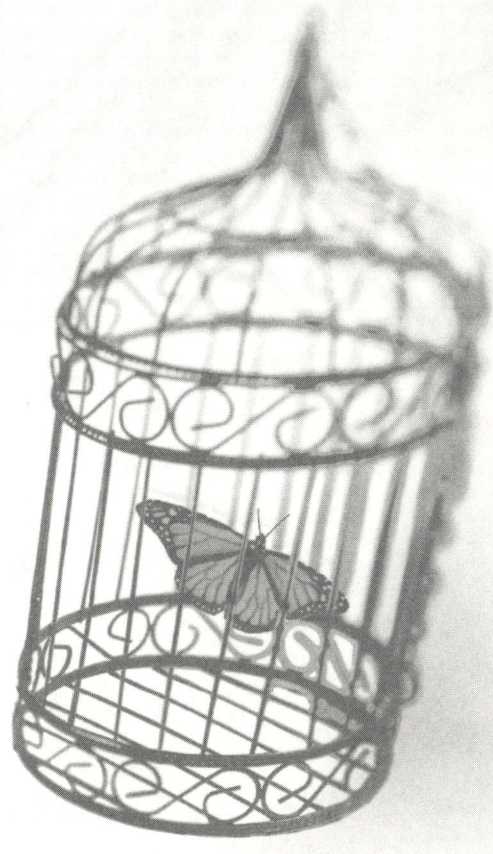

Kapitel 9

Konflikte vorprogrammiert

Geburtstagskaffee

Eine Einladung, wie schön!
Endlich mal wieder rauskommen
Unter Leuten sein

Gespräche nehmen ihren Gang
Mich hält die Erschöpfung im Kopf
Gefangen wie ein Adler seine Beute
Ein Thema gibt das andere
Ich kämpfe darum
Mich auf dem Stuhl zu halten
Komme nicht mehr hin in ihre Welt
Werfe noch irgendwie weiter
Meine Bälle in die Runde
Von weit her aus meiner Welt
Ringe um Raum für sie
Aber da ist niemand, der mitgeht
Das Fest läuft woanders

Mit letzter Kraft vorzeitiger Aufbruch
Hoffen auf den nächsten Anlauf
Zur nächsten Bauchlandung
Sozialer Tod auf Raten

Dieser Geburtstagskaffee war ein ganz besonders schwarzer Moment in meinem Leben. Eine gute Freundin hatte mich eingeladen; gerne hatte ich zugesagt und mich auf eine gesellige Abwechslung gefreut. Doch schon als ich in mein Auto stieg, war mir etwas mulmig zumute, denn es ging mir in diesen Tagen überhaupt nicht gut. Aber ich wollte nicht wieder zu Hause bleiben müssen.

Doch in der Runde ging alles an mir vorbei. Äußerlich gesehen war ich irgendwie anwesend, aber ich bekam selbst kaum noch mit, was ich eigentlich sagte. Ich saß noch am Tisch, aber meine Kraft ging völlig dabei drauf, auf meinem Stuhl sitzen zu bleiben. In mir stieg wieder dieses unangenehme Gefühl auf, von den anderen wie durch eine unsichtbare Wand getrennt zu sein. Ihr Energieniveau war einfach zu hoch für mich, ich kam in ihre Welt nicht hinein. Ich hätte es wohl noch geschafft, über etwas zu reden, was mit mir zu tun hat, aber meine zaghaften Versuche drangen nicht durch.

So fühlte ich mich inmitten dieser netten Runde elend und einsam und wusste nicht, auf wen ich wütender sein sollte: Auf die Gäste, die das Gespräch bestimmten und mir keinen Raum ließen, auf die Gastgeberin, die mich doch eigentlich kannte und nichts zu merken schien, oder auf mich selbst, weil es mir nicht gelang, mit ihnen in Kontakt zu kommen. Nach einer Weile verließ ich die Tischrunde und legte mich auf ein Sofa. Als ich dort nicht zu Kräften kam, sondern immer nur weiter abbaute, raffte ich mich mit meinen letzten Kräften auf und fuhr zurück nach Hause. Da war ich nun wieder in meiner Wohnung, geschaffter als zuvor, enttäuscht und kreuzunglücklich.

Von solchen Erfahrungen können viele berichten. Krankheit hat nicht nur praktische und seelische Folgen, sondern auch soziale Konsequenzen wie eine „gestörte gesellschaftliche Integration“ und „gestörte soziale Beziehungen“ (so heißt das im Fachjargon). Dieser Bereich der Kontakte und Beziehungen ist Thema dieses Teils.

Die Glücksforschung weiß heute, dass sich unser persönliches Glück vornehmlich aus zwei Komponenten zusammensetzt: einem *Sinn oder Ziel* im Leben und *erfüllenden Beziehungen*. Wir können unseren Körper und unsere Seele noch so sehr pflegen und alles geben, um das Beste aus unserer Lage zu machen, so lange wir aber nicht erleben, dass wir geliebt und geschätzt werden, werden wir unglücklich bleiben. Für unseren Schmetterling ist die Blumenwiese der Ort, wo er andere Schmetterlinge, Bienen und Käfer trifft. Das Getummel fehlt ihm in seinem Käfig.

Beziehungsfeind Krankheit

In dem Kapitel über Gefühlshygiene klang es schon an: Zu den herben Verlusten durch ein Leben mit Krankheit gehört auch der Verlust von Beziehungen. Die meisten Kranken haben durch ihr Leiden viele Kontakte verloren, darunter sicher auch einige, die sie für unerschütterlich gehalten hätten. Warum ist das so? Sind wir so oberflächlich und egozentrisch, dass wir Menschen einfach aus unserem Beziehungsnetz aussortieren, wenn sie uns statt Prestige und Fun eher unangenehme Erfahrungen und Belastungen ins Haus bringen?

Es mag solche besonders gewinnorientierten Menschen geben, die andere vornehmlich nach deren Nutzen für ihre eigenen Zwecke beurteilen. Doch oft sitzt das Problem tiefer und man tut vielen Unrecht, wenn man aufkommende Konflikte oder auch den Rückzug von vormaligen Freunden pauschal als Egoismus abstempelt.

Leid erschüttert nicht nur die unmittelbar Betroffenen, sondern verunsichert auch ihre Umgebung. Familienangehörige, Freunde und Bekannte, Arbeitskollegen und Nachbarn sind alle auf ihre Weise Mitbetroffene. Krankheit macht hilflos und kann Ängste auslösen: „Was wäre, wenn es *mich* getroffen hätte?“

Etwas Unangenehmes ist aus dem Bereich der Statistik und Nachrichten plötzlich hineingerückt in das engste Gesichtsfeld. Viele sind damit überfordert, weil sie es nicht gelernt haben, mit Leid umzugehen. Sie haben Sorge, etwas falsch zu machen und dem Leidenden zu nahe zu treten. Bevor sie in ein Fettnäpfchen treten, halten sie sich lieber zurück und machen – gar nichts.

Ich habe schon oft eine seltsame Sprachlosigkeit mir gegenüber empfunden. Lange habe ich die Gründe bei mir gesucht. Habe ich die Leute mit meinen Erklärungen schon gelangweilt, oder habe ich noch viel zu wenig darüber gesagt? Nach und nach habe ich herausgefunden, dass viele einfach ganz schön lange brauchen, um in ihrem Kopf überhaupt eine Schublade aufzubauen, in die chronische Krankheit hineinpasst.

Junge Leute drehen sich um Ausbildung, Freunde, Partnerschaft. Probleme sind für sie vornehmlich schwierige Prüfungen, Liebeskummer und Konflikte mit den Eltern. Wer in diesen Bereichen eine Last hat, findet schnell Solidarität. Aber Kranksein, dafür fehlen einfach die eigenen Erfahrungen, die man zum Vergleich heranziehen könnte. Wirklich verstehen kann man doch nur das, was man ansatzweise schon selbst erlebt hat. So fieberten Mitbewohnerinnen rührend mit mir mit, wenn ich vor einer Prüfung stand, obwohl ich mir um meine Gesundheit viel mehr Sorgen machte und an dieser Stelle eher einen Beistand gebraucht hätte.

Je nach Krankheitsbild spielt auch Unverständnis eine große Rolle. Wer eine Krebsdiagnose gestellt bekommt, kann sich in der Regel der Betroffenheit seines Umfeldes gewiss sein. Doch unbekanntere und diffusere Krankheitsbilder bringen oft verständnislose Reaktionen hervor. CFS-Kranke bekommen beispielsweise immer wieder zu hören: „Ja, müde bin ich auch, ich habe bestimmt auch CFS!" Was soll man auch anderes erwarten von einem Namen wie *Chronisches Erschöpfungssyndrom*, oft auch noch „Chronisches Müdigkeitssyndrom" genannt. Wem man seine Erkrankung nicht am Körperbau ablesen kann, der muss erst einmal begreiflich machen, dass er nicht herumjammert, sondern wirklich leidet.

Manchen fehlen schlicht die Gesprächsthemen, wenn sie sich nicht über berufliche Projekte und Freizeitaktivitäten austauschen können. Andere fühlen viel tiefer mit, als sie es sich anmerken lassen. Sie meinen, es würde dem Kranken auch nicht weiterhelfen, sondern ihn eher noch zusätzlich belasten. Sie sprechen ihn bewusst auf andere Lebensbereiche an, weil sie ihn nicht auf sein gesundheitliches Problem reduzieren wollen. Das mag zwar gut gemeint sein, führt aber leicht zu dem Eindruck, dass Krankheit doch eine Art Tabuthema darstellt.

Einige Menschen sind sehr fürsorglich veranlagt. Sie erspüren intuitiv, wie es dem anderen geht und was er gerade braucht. Dadurch geraten sie sehr häufig in die Situation, anderen zu helfen und sie mitzutragen. Wenn sie aber gelernt haben, nicht mehr in die Falle des Helfersyndroms zu tappen, dann sagt ihnen bei einem chronisch Kranken manchmal eine feine innere Stimme: „Stopp, das ist zu viel für dich, da ist ja kein Ende absehbar!"

Manche schützen sich schon von weitem vor ihren eigenen Helferimpulsen, andere merken erst spät, dass sie sich zu viel aufgeladen haben und ziehen sich dann so abrupt und radikal zurück, dass es ungleich mehr schmerzt. Der Kranke bleibt fassungslos zurück, zumal der Helfer meistens seinen plötzlichen Rückzug nicht erklärt, „um den anderen nicht zu verletzen".

Auf dem Weg in die Isolation

So erlebt der Kranke, wie sich immer mehr Menschen offen von ihm zurückziehen. Andere vermitteln ihm, bewusst oder unbewusst, das Gefühl, eine Belastung für sie darzustellen. Das ist ihm unangenehm und auch ein wenig demütigend, und so zieht er sich seinerseits von anderen zurück, um ihnen nicht weiter zur Last zu fallen und ihren abschätzigen Reaktionen ausgesetzt zu sein. Manche empfinden diffuse Schuldgefühle darüber, andere fragen sich, was an ihnen so unsympathisch sei, dass ihnen anscheinend jeder aus dem Weg geht. Zusätzlich dazu schränken viele Krankheitsbilder schon von ihrer Symptomatik her die sozialen Kontakte ein. Unaufhaltsam geht es weiter auf dem Weg in die Isolation, bis sich manche Kranke irgendwann gar nicht mehr unter Menschen trauen.

Ich finde es oft schwierig zu erkennen, aus welchen Gründen sich Beziehungen verändern, wenn ich selbst drinstecke. Lange Zeit hielt ich es nicht für möglich, dass gesundheitliche Einschränkungen eine solch gewichtige Rolle spielen könnten. Alle möglichen anderen Ursachen zog ich in Erwägung, bis es in einigen Gesprächen tatsächlich deutlich wurde, dass meine Krankheit für manche ein Problem darstellte.

Seitdem fiel mir so manche Gleichgültigkeit und manches Unverständnis erst so richtig auf. Ich fühlte mich oft im Stich gelassen und war sehr enttäuscht darüber, wenn ich mich wieder einmal dafür rechtfertigen musste, wie ich jetzt lebte. Auch hatte ich häufig den Eindruck, als weniger interessant und stark eingeschätzt zu werden und auf der Seite der „Looser“ zu landen – die armen Häschen, um die man sich kümmern muss.

Teilweise kann ich diese Reaktionen heute besser verstehen. Es ist wirklich nicht einfach, sich von meiner Verfassung ein Bild zu machen. Einmal bin ich bei einer Veranstaltung dabei, ein anderes Mal ist mir wieder alles zu viel. Ich komme mir oft vor, als ob ich ein Doppelleben führen würde. Da habe ich vielleicht einen ganzen Tag über im Jogginganzug auf der Couch verbracht und bin dann abends doch noch in die Gemeinde oder ins Kino gegangen. An einem anderen Tag arbeite ich nachmittags am Computer und bleibe dafür abends zu Hause. Ein permanentes Wandern zwischen den Welten. Und da soll einer durchsteigen und angemessen reagieren ...

Beziehungen in Schieflage

Je enger die Beziehung, desto mehr spielt die Augenhöhe eine Rolle. In einer partnerschaftlichen oder freundschaftlichen Beziehung kommt es darauf an, dass beide in einem ausgewogenen Geben und Nehmen zueinander stehen und sich als in etwa gleichrangig empfinden. Sonst wird eine Helferbeziehung daraus (Eltern-Kind).

Hier sind die Probleme geradezu vorprogrammiert: Jemand, der mit schwerer Krankheit umgehen muss, ist in gewisser Weise wirklich bedürftiger. Zum einen braucht er praktische Hilfe oder kann nicht so viel Einsatz einbringen wie der andere, zum anderen empfinden sich viele Kranke auch seelisch als erheblich verletzlicher und wünschen sich manchmal einfach nur, dass jemand sie in den Arm nimmt oder sie zudeckt und ihnen über die Wange streicht. Die Beziehung kommt in eine Schieflage, wenn der eine nur die Rolle des Schwachen übernimmt und der andere die des Starken.

Je enger die Beziehung, desto stärker wird der andere auch spüren, welche Erwartungen der Kranke insgeheim hegt. Wünscht er sich, permanent in eine Wolke von Verständnis, Mitgefühl und Fürsorge gehüllt zu werden, so wird das dem anderen sicher bald zu viel werden. Es wäre auch nicht gut, da es das Gefälle in der Beziehung verstärken würde.

Auf der anderen Seite fällt es vielen Kranken unglaublich schwer, realistische Bedürfnisse zu äußern. Sie wollen niemandem zur Last fallen, doch indem sie ihre Kämpfe und Enttäuschungen mit sich alleine ausmachen, entfernen sie sich von anderen und bauen eine Mauer um sich herum. Mancher verfällt in das Spiel: „Ich sage dir nicht, was ich brauche, weil ich möchte, dass du von selbst draufkommst.“ Es wird immer schwerer, an sie heranzukommen und die Nähe der Beziehung zu halten.

Partnerschaft und Familie

In unseren engsten Beziehungen kommt es besonders darauf an, ob wir ein neues Gleichgewicht finden oder es zum Dauerkonflikt kommt.

Wer uns sehr nahe steht, leidet besonders mit und ist extrem herausgefordert. Da ist der Mann in mittleren Jahren, dessen Ehefrau seit über zwei Jahren bettlägerig ist. Er trägt nicht nur ihre Situation mit ihren seelischen und pflegerischen Herausforderungen, sondern dazu auch noch die Versorgung und Erziehung ihrer beiden Kinder. Eine andere Frau leidet darunter, dass ihr Mann „mitleidet, viele Hausarbeiten übernehmen und auf eine körperlich und wesensmäßig veränderte Ehefrau eingehen muss". Da ist aber auch der Lebensgefährte, der seiner kranken Partnerin noch nach Jahren vorhält, dass sie nicht so hart arbeitet wie er.

Nach einer Umfrage unter CFS-Kranken gaben ein Drittel der Befragten an, dass sie „vermehrte Unterstützung in Partnerschaft und Familie" erfahren würden. Nach anfänglichen Schwierigkeiten habe man gemeinsam neue Wege der Beziehungsgestaltung gefunden. Andere berichteten von Problemen des partnerschaftlichen Zusammenlebens: Eine „aggressive und gespannte Atmosphäre", „ständiges Rechtfertigungsgefühl", persönliche „Freundschaften oftmals stark reduziert" bis hin zu Trennungen und Ehescheidungen aufgrund der Erkrankung.[63]

Singles erleben es, dass sie aufgrund ihrer Erkrankung oder ihrer Behinderung gar nicht erst einen dauerhaften Partner finden. Je einschneidender und auch sichtbarer die Einschränkung, desto seltener passiert es, dass sich ein Gesunder auf eine ernsthafte Beziehung einlässt. Partnerschaften mit anderen Kranken können auf mehr Verständnis bauen, bergen aber gleichzeitig die Gefahr, dass die Dinge des Alltags nicht mehr zu bewältigen sind.

Wer in jungen Jahren krank wird, ist häufig mit hilflosen Eltern konfrontiert. Manche werden vor Sorge so überbehütet, dass es ihnen im Erwachsenenalter schwer fällt, ihren eigenen selbstständigen Weg zu finden. Andere lehnen sich schon früh gegen die Gluckenmentalität auf. Es ist von unschätzbarem Wert, wenn hier Eltern und Kinder einen Weg finden, Hilfe und Eigenständigkeit zu vereinbaren.

Wenn jedoch die Eltern die Kranken sind, leiden sie oft sehr darunter, dass sie nicht genügend Kraft und Zeit für ihre Kinder aufbringen können, besonders wenn diese noch klein sind. Als eine Frau davon berichtete, sagte ihr eine andere, selbst kranke Mutter: „Ich sage immer: Lieber 'ne halbe Mutti als gar keine!" Das ist eine bewundernswerte Einstellung, die nicht jedem gelingt, besonders wenn die Familie auch finanziell nicht gut abgesichert ist.

Wie der konkrete Konflikt auch aussehen mag, Krankheit stellt (wie jedes andere Leid) eine enorme Belastung für Beziehungen dar. Aber sie birgt auch eine große Chance. Denn was unter dem Druck der Situation an Konfliktstoff zu Tage tritt, schlummerte schon lange im Verborgenen. Leid ist wie ein Katalysator für Reifeprozesse, auch in Beziehungen. In seiner Glut wird sich erweisen, wie tragfähig diese Beziehungen wirklich sind.

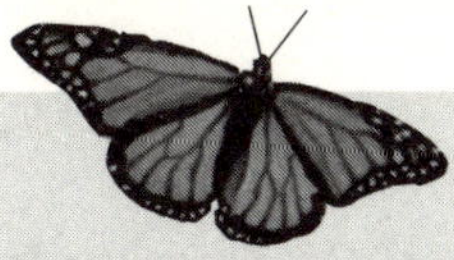

Anstoß für Kranke

Ich setze mich mit meiner sozialen Situation auseinander:

- Welche guten Erfahrungen habe ich gemacht?
- Welche schmerzlichen Erfahrungen habe ich gemacht? Sind mir die Hintergründe für die Konflikte klar?
- Wo wünsche ich mir Veränderung? Wie könnte mein eigener Anteil daran aussehen?

Kapitel 10

Wir brauchen Unterstützung

Die beste Medizin ist der freundliche Mensch.

Afrikanisches Sprichwort

Das Wort, das dir hilft,
kannst du dir nicht selbst sagen.

Äthiopisches Sprichwort [64]

„Ich mach dich gesund, sagte der Bär"[65] heißt eine hübsche Geschichte von Janosch mit seinen bekannten Figuren, dem kleinen Bären und dem kleinen Tiger. Der kleine Tiger ist krank, und der kleine Bär will ihn gesund machen. Liebevoll beschreibt Janosch, wie er sich mächtig ins Zeug legt, um seinem Freund zu helfen: Er verarztet ihn und sorgt dafür, dass er ins Krankenhaus kommt. Aber damit noch nicht genug: Er gibt sich alle Mühe, den kleinen Tiger so richtig zu verwöhnen, kocht dessen Leibspeise, mobilisiert seine Freunde zum Krankenbesuch, deckt ihn mit seiner Lieblingsdecke zu und übernachtet bei ihm. Freunde und Verwandte kommen und bringen Geschenke, und dann gibt es einen riesigen Geleitzug auf dem Weg zum Krankenhaus. Der kleine Bär weicht auch dort nicht von der Seite seines Freundes. Als der Tiger gesund entlassen ist und der kleine Bär noch einmal seine Leibspeise zubereitet hat, fragt er vorsichtig: „Aber nächstes Jahr, da darf ich einmal krank sein und du machst mich gesund, ja?" „Ganz klar, selbstverständlich ja!"

Janosch hatte sicher vor allem Kinder vor Augen, denen er die Angst vor dem Kranksein nehmen wollte. Aber wenn wir ehrlich sind, geht es uns Erwachsenen doch auch nicht viel anders: Wenn wir uns so richtig elend fühlen, sehnen wir uns danach, dass jemand bei uns ist, der sich um uns kümmert und uns versorgt, der Dinge für uns erledigt, mit den Ärzten spricht und uns abends die Bettdecke glatt streicht.

Der kleine Tiger ist krank, und das macht ihn zur Hauptperson. Ab und zu braucht das jeder Kranke, zu erleben, dass es andere schert, wie es ihm geht, Aufmerksamkeit und Hilfe zu bekommen. Wir brauchen Unterstützung, um das Leben mit Krankheit tragen zu können.

Eine heilsame Tradition

Der Krankenbesuch ist in unserer Kultur fest verankert. Es ist gute Tradition, einen nahe stehenden Freund oder Verwandten zu besuchen, wenn er im Krankenhaus liegt. Je individualisierter unsere Gesellschaft wird, desto weniger kommt diese Einrichtung des sozialen Lebens zum Tragen. Doch dass es sie überhaupt gibt, ist ein wichtiges Zeichen von Solidarität: Krankheit wird als unangenehmer Ausnahmezustand gewürdigt; das Leiden wird anerkannt und dem kranken Menschen Wertschätzung entgegengebracht. Er kann nicht an der menschlichen Gemeinschaft teilnehmen, also kommt sie zu ihm. Das bringt Trost in das Zimmer des Kranken; Blumen oder Pralinen sollen zusätzlich eine kleine Freude bereiten.

Wenn die Krankheit chronisch wird, nimmt die Aufmerksamkeit leider meistens schnell ab. Die Umgebung gewöhnt sich an den Umstand, dass jemand nicht gesund ist. Aber der Kranke braucht die Unterstützung noch genauso wie in den ersten Wochen. Was kann man also tun, um Langzeitkranken beizustehen?

Zunächst einmal: ihn nicht vergessen! Er verschwindet vielleicht nach und nach aus unserem Gesichtsfeld, doch nicht, weil er sich anderen Aktivitäten und Kontakten zugewendet hätte. Sehen Sie ihn weiterhin als Kranken an, der Besuch braucht, Zuwendung, Trost und Unterstützung. Vielleicht geht es ihm auch so gut, dass er gerne einmal zu Ihnen kommt. Gelegenheiten finden sich sicherlich, sie werden nur oft von den Dringlichkeiten anderer Aktivitäten überlagert. Viele Begegnungen in unserem Alltag ergeben sich *von alleine*, aus den Alltagsgeschäften, weil man sich auf der Arbeit sieht, die Kinder zum Turnen bringt oder gemeinsam shoppen geht. Bei einem kranken Menschen sind diese oft so reduziert, dass man einen echten Anstoß braucht, um sich bewusst zu treffen.

Eine hilfreiche Einrichtung ist das Telefon. Manchem mag es schon zu viel sein, Besuch zu empfangen oder sich auf den Weg zu anderen zu machen. Ein Gespräch am Telefon ist eine gute Möglichkeit, um sich nach seinem Befinden zu erkundigen und sich von Du zu Du zu unterhalten – die Begegnung, die der Kranke so dringend braucht. Ein kleines „Gute Besserung!" auf einer Postkarte oder in einer Mail zeigt ihm, dass er nicht alleine dasteht. Hört sich selbstverständlich an, wir brauchen es bloß noch umzusetzen.

Von meiner Kleingruppe in der Gemeinde habe ich einmal ein ganz besonderes Geschenk bekommen. Jedes der Mitglieder hat in eine kleine Holztruhe ein, zwei kleine Geschenke gelegt. „Für besonders schlechte Tage", sagten sie, „damit du weißt, dass wir für dich da sein wollen." Da kamen Teebeutel zu Tage, Kerzen, Blumensamen und Glasperlen. Aber das Wichtigste war für mich die Symbolkraft dieser Kiste: Eine Schatztruhe voller Beistand! Ich war ganz traurig, als das letzte Päckchen geöffnet war. Nun hebe ich die Sachen auf und packe immer wieder etwas Neues hinein – nette Worte, gute Sprüche, meinen Brief an mich selbst, die Taschentücher und die Tapferkeits-Toffees. Ich sollte mal wieder hineinschauen ...

Mitleid oder Mitgefühl?

Psychologen legen heute Wert darauf, dass es den Menschen nicht weiterhilft, Mitleid mit ihnen zu haben. Sie würden dadurch klein gemacht und letztlich daran gehindert, ihre Lage selbst anzupacken. Mir ist schon häufig gesagt worden: „Mitleid willst du ja sicher nicht haben", als ob es ausgemachte Sache sei, dass man jemanden damit nur bedrängen oder kränken würde.

Vielleicht mag das auf manche Menschen so zutreffen, aber ich gehöre nicht zu ihnen, und eine Menge anderer Kranker, von denen ich es weiß, auch nicht. Wenn wir uns in der besagten Kleingruppe darüber austauschen, wie es uns geht und ich gerade einmal sehr geplagt bin, fängt eine junge Frau manchmal an zu weinen. Das berührt mich in der Tiefe. Ich brauche Mitgefühl.

Therapeuten unterscheiden deshalb zwischen Mit*leid* und Mit*gefühl*. Mitgefühl ist unsere natürliche Reaktion auf das Leid, das anderen widerfährt und uns nicht kalt lässt. Wir gehen innerlich mit dem anderen mit, es tut uns Leid, was ihm geschieht. Das kann ihn ein wenig trösten, denn er erfährt, dass er in seiner Not nicht alleine ist.

Bonhoeffer hat geschrieben: „Es ist unendlich viel leichter, in Gemeinschaft zu leiden als in Einsamkeit."[66] Unser Volksmund nennt es: „Geteiltes Leid ist halbes Leid." Und Paulus schrieb es im Neuen Testament so: „Wenn ein Glied leidet, dann leiden alle anderen mit."[67] Er benutzte hier das Bild des menschlichen Organismus. Wenn ein Körperteil leidet, dann leiden die anderen Teile *automatisch* mit. Paul Tournier beschreibt ganz wunderbar die Wirkung eines solchen Mitgefühls: „Indem wir Verständnis für sein Leiden zeigen, erwecken wir in ihm den Mut, der seinem Leiden angemessen ist. Indem wir anerkennen, wie hart das Annehmen ist, helfen wir ihm, anzunehmen."[68]

Lassen wir uns diese Form echten Mitleidens, des Mitgefühls, nicht madig machen! Das Mitleid, vor dem Psychologen warnen, ist etwas ganz anderes: Es leidet nicht *mit*, sondern *bemit-*

leidet; es lässt den anderen seine Erbärmlichkeit spüren und den Mitleidenden seine moralische Größe! Je sichtbarer die Krankheit oder Behinderung, desto stärker zieht sie so genannte „Helfertypen“ an, die die Bedürftigkeit anderer geradezu brauchen, um ihre Hilfe anbieten zu können und sich dadurch gebraucht und wertgeschätzt zu fühlen. So ein Helfersyndrom wirkt aufdringlich und kann dem Betroffenen das Gefühl vermitteln, nicht als vollwertiger Mensch angenommen zu sein.

Jemand, der Kranken falsches Mitleid entgegenbringt, identifiziert sich so sehr mit dem Leidenden, dass er ganz in seine Haut zu schlüpfen versucht. Doch je mehr er ihm sein Leid abnehmen will, desto größer wird seine Bürde, denn nun hat er neben seinem eigenen Schicksal auch noch die seelische Last des anderen zu tragen.

Die Grenze zwischen gesundem, hilfreichem Mitleid und krankem, belastendem Mitleid verläuft meiner Meinung nach nicht da, wo ich *zu viel* Mitgefühl aufbringe, sondern wo ich *in der Weise* mit dem anderen mitleide, dass ich meine eigene Identität aufgebe und mich ganz in den anderen hineinversetze. So sehr auch das Leid eines anderen mich rührt, es ist immer noch er und nicht ich, der leidet. Wenn ich mich in dieser Weise gesund von ihm abgrenze, bin ich frei, seine Lage zu sehen und hilfreich zur Seite zu springen – gerade deshalb, weil meine eigenen Schultern freier sind als seine.

Am schwersten tun sich damit sicherlich Mütter, die mit ansehen müssen, wie ihre (auch erwachsenen) Kinder leiden. Sie waren einst mit dem Herzschlag ihrer Kinder so verwoben, dass sie das, was diesen zustößt, manchmal wie am eigenen Leibe erleben.[69] Damit werden sie zu einer treuen Begleiterin, doch manchmal wird diese Treue zur Klammer, die mehr blockiert als hilft. Wer dazu neigt, Unangenehmes auf andere abzuwälzen, dem wird dadurch der Schritt zu echter Selbständigkeit möglicherweise verwehrt und ein verantwortlicher Umgang mit der Krankheit erschwert.

Rat und Tat

Eine andere Form der Unterstützung besteht in Rat und Tat.

Es ist gar nicht so einfach, gute Ratgeber zu finden. Ratschläge von dem Schlag einer neuen Lebensmittelergänzung oder Diät, die im Apothekenmagazin oder der Frauenzeitschrift angepriesen werden, verlieren nach den ersten eifrigen, aber erfolglosen Versuchen doch schnell ihren Reiz. Sinnvollere Hinweise findet man in Selbsthilfegruppen, mit denen man auch per Telefon oder E-Mail Kontakt haben kann, falls sich keine Regionalgruppe vor Ort findet. Manche warnen davor, mit lauter Leidensgenossen zusammenzusitzen, aber ich finde es immer wieder wohltuend, einmal gewissermaßen im gleichen Film zu sitzen und sich über die Dinge auszutauschen, die andere gar nicht kennen.

Um die Probleme im Umgang mit Krankheit zu besprechen, kann es auch hilfreich sein, sich eine begleitende Beratung zu suchen, sei es bei einem Seelsorger oder einem Psychotherapeuten. (Unter einer Bedingung: Der Berater akzeptiert die Diagnose und arbeitet mit dem Patienten zusammen!) Ich persönlich habe besonders die Wochenenden für Kranke und Angehörige von *Christen im Gesundheitswesen* als sehr klärend und bestärkend erlebt.

Daneben gibt es das ganze weite Feld der praktischen Hilfe. Gibt es Besorgungen, die man sich abnehmen lassen kann? Fahrten zum Arzt etc., bei denen man sich lieber fahren lässt? Einkäufe, die nach oben getragen werden müssen?

Ich habe es mühsam lernen müssen, um diese Form praktischer Unterstützung zu bitten. Irgendwie würde ich vieles ja auch noch selbst hinbekommen, in der Summe aber eben nicht, und man kann auch jemanden um Hilfe bitten, *bevor* man tatsächlich im Treppenhaus zusammengebrochen ist. Manche Leute machen das sogar gerne. Sie wollen schließlich helfen, wissen aber oft nicht so recht, wie. Sie wollen sich nicht unangenehm aufdrängen. um eben nicht dem Helfersyndrom auf den Leim zu gehen und überhaupt, bloß nichts falsch machen, und sind dankbar für konkrete Hinweise, wie sie helfen können.

Seit meine Mitbewohnerin aus unserer WG ausgezogen ist und ich zurzeit alleine wohne, habe ich das noch besser trainiert. Es fällt mir immer noch schwer, mir Hilfe zu *organisieren*, aber ich mache wirklich gute Erfahrungen damit. Eine Zeit lang kam beispielsweise eine junge Frau wöchentlich zu mir, um mir im Haushalt zu helfen. Im Gegenzug konnte ich ihr manchmal etwas geben, oft aber auch nur einen Tee und Gespräche anbieten. Ihr ging es in der Zeit psychisch nicht gut, sodass sie dankbar war für die Möglichkeit, außer Haus etwas zu tun und sich gleichzeitig in einem geschützten Rahmen zu bewegen. Es hat mich fasziniert, wie wir uns gegenseitig in unseren Schwächen aushelfen konnten.

Inzwischen ist auch sie weggezogen. Eine Frau aus meiner Kleingruppe, die sich regelmäßig bei mir trifft, hat mir nun angeboten, nach unserem offiziellen Programm noch ein wenig zu bleiben und wenigstens einmal durchzusaugen. Um den Abwasch kümmert sich meist schon einer der Teilnehmer. Mir erscheint es immer wieder ein bisschen dekadent, als Single quasi eine *Haushaltshilfe* zu haben. Aber ich bin sehr dankbar für die Unterstützung, und den Frauen scheint es wirklich nicht wehzutun.

Wer ist unser kleiner Bär?

Zu der eingangs erwähnten Janosch-Geschichte vom kranken kleinen Tiger habe ich einmal eine Fortsetzung geschrieben, mit dem Titel: „Als der kleine Tiger *wieder einmal* krank war."

Der kleine Tiger ist wieder sooo schlapp, und gestern war er es auch schon, und die Tage davor auch ... Ihm kommen fast die Trä-

nen, als er daran denkt, was er an diesem Tag sonst alles tun würde. Stattdessen liegt er zu Hause herum und muss sich ausruhen, während der kleine Bär mit den anderen in der Waldschule ist. In ihm formen sich Lieder, die er singen und mit der ganzen Waldschule zur Aufführung bringen würde, wenn er nur die Kraft dazu hätte.

Abends kommt der kleine Bär nach Hause und fragt ihn, was er gemacht hat. „Nichts", antwortet er kleinlaut, und dann erzählt er dem kleinen Bären von den Liedern, die er so gerne auf die Beine stellen würde, wenn er nur könnte. Der kleine Bär ist begeistert und sagt: „Das machen wir! Du denkst dir die Lieder aus und ich bringe sie dem Waldschulchor bei und bitte den alten Petz, ein paar Musikanten zusammenzutrommeln. Und dann geben wir ein großes Waldschulkonzert!" Da weiß der kleine Tiger plötzlich, dass er nie auf so eine Idee gekommen wäre, wenn er an dem Tag in die Waldschule gegangen und Pilze gesammelt und seine Freunde besucht hätte.

Ich hatte an dem Tag, an dem ich diese Geschichte weitergesponnen habe, tatsächlich die Idee für ein Lied. Überhaupt brodelte es richtig in mir und die Spannung zwischen meinem Wollen und meinem Können war wieder unerträglich. Eigentlich hatte ich die Geschichte schreiben wollen, um meinen Frust auszudrücken. Doch dann entstand dieses Ende: Die Ideen des kleinen Tigers sind nicht umsonst, weil er sie nicht selbst umsetzen muss.

Wir können uns also fragen: Was können wir alleine nicht tun, aber im Team? Wer ist unser kleiner Bär, der das beisteuert, was wir selbst nicht leisten können? Welchen Stadtbummel, welche Reise möchten wir gerne machen, aber wir brauchen jemanden, der mitgeht und uns einige Dinge abnimmt oder den Rollstuhl schiebt? Welches Projekt schwebt uns schon lange vor Augen, das wir mit unserer kleinen Kraft nicht umsetzen können? Wenn wir gezielt darüber nachdenken, fallen uns vielleicht

Personen ein, die wir für die eine oder andere Sache mit ins Boot holen können.

Das ist eine wunderbare Form der Unterstützung: Einem anderen dazu verhelfen, dass einer seiner Träume wahr werden kann! Ich wünsche uns viele kleine Bären, die unsere Träume teilen und den Part übernehmen, den wir nicht leisten können. Vielleicht machen sie es einfach, weil sie uns lieb haben. Vielleicht üben sie aber auch genau diese Tätigkeit besonders gerne aus. Es ist immer spannend, diese Synergien zu suchen.

Es geht nicht darum, dass wir unsere Lasten den Gesunden aufbürden, womöglich noch mit dem erhobenen Zeigefinger: „Dududu, ich bin krank, du musst mir helfen, sonst hast du dich schuldig zu fühlen!" Es ist keinem geholfen, wenn wir uns als arme Opfer hinstellen. Damit machen wir uns unnötig abhängig von anderen und fordern sie heraus, ihrerseits als Retter einzuspringen oder sich die Rolle des Täters aufzubürden. Es ist gut, dass die Psychologie uns lehrt, darauf zu achten, selbstverantwortlich zu leben. Kein anderer ist für unser Glück verantwortlich. Wir kommen nicht darum herum, unseren persönlichen Frieden mit unserem Leben zu schließen.

Aber es ist eine ganz reale, nüchterne Tatsache, dass wir auf Hilfe angewiesener sind, als wären wir gesund. Ich glaube, dass es viele überraschen würde, wie einfach diese Hilfe sein kann: Ein nettes Wort, eine ernst gemeinte Nachfrage oder ein Hilfsangebot geben das wunderbare Gefühl, immer noch zur menschlichen Gemeinschaft dazuzugehören. Umstehende sind oft frustriert und meinen, man könne ja doch nichts tun. Aber das stimmt nicht. Es sind die vielen kleinen und großen Gesten, die schwere Lebensumstände so viel erträglicher machen.

Die Frage ist: *Wollen* wir das? Wollen wir unsere tief sitzende Unsicherheit und Hilflosigkeit überwinden und ausprobieren, wie wir uns gegenseitig unter die Arme greifen können? Oder teilen wir das Glaubensbekenntnis des Individualismus, dass jeder Mensch nur für sich selbst verantwortlich ist.

Wenn wir in schwierigen Lebensumständen stecken, schaffen wir es nicht immer alleine. Niemand schafft es immer alleine. Wir brauchen Unterstützung.

Anstoß für Kranke

Ich will akzeptieren, dass ich Unterstützung brauche und das Recht habe, darum zu bitten.

Ich will lernen, Hilfe anzunehmen und sie auch aktiv zu holen.

Ich überlege, wie ich an meinem Unterstützernetz weiterbauen kann.

Ich mache mir bewusst, auf welche Menschen ich in welcher Situation zurückgreifen kann.

Anstoß für andere Betroffene

Ich will nach guten Möglichkeiten Ausschau halten, den kranken Menschen praktisch und emotional zu unterstützen. Wenn mir nichts einfällt, kann ich ihn einfach fragen oder ihm signalisieren, dass er auf mich zurückgreifen kann.

Das kann einem kranken Menschen helfen

- Sich erkundigen, wie es ihm zurzeit geht
- Ihn in den Arm nehmen
- Ein Glas Wasser anbieten oder einen Tee kochen
- Nach einem Arzttermin nachfragen, was dabei herausgekommen ist
- Kontakt zu Kranken mit ähnlicher Problematik herstellen
- Ihm anbieten, etwas vom Einkauf mitzubringen
- Fahrmöglichkeiten anbieten
- Kleine Aufmerksamkeiten verschenken (Blumen, Schokolade ...)
- Hilfe im Haushalt anbieten
- Nach einem Essen bei ihm den Abwasch machen
- Unterlagen von Behörden oder Krankenkassen gemeinsam durchgehen
- Etwas Nettes sagen (zum Beispiel, was man an dem Kranken schätzt oder warum man es besonders toll fände, wenn er wieder gesund würde)

Kapitel 11
Die Kunst der Kommunikation

– Sag doch was!
– Was denn?
– Danke!

Unsere Beziehungen werden wesentlich dadurch bestimmt, wie wir kommunizieren – uns mitteilen und aufnehmen, was andere mitteilen möchten. Über die Kunst der Kommunikation sind inzwischen viele gute Bücher geschrieben worden. Anstatt also das Rad neu zu erfinden, können wir uns ein paar Aspekte anschauen, die mit der besonderen Situation von Kranken zusammenhängen: Warum fühlen wir uns so häufig unverstanden? Wie viel können wir anderen überhaupt zumuten? Wie können wir auftreten, um nicht am Rande zu stehen; um nicht belächelt zu werden, sondern ernst genommen? Und für „andere Betroffene“: Was soll ich denn bloß sagen? Wie vermeide ich den „Elefant im Porzellanladen“? Und was, wenn *ich* mal nicht mehr kann?

Kommunikation – funktionierend oder frustrierend?

Ganz allgemein gesagt funktioniert Kommunikation so: Eine Person will einer anderen etwas mitteilen, sie packt diese Botschaft in eine Form und gibt sie an den anderen weiter, der seinerseits die Mitteilung auspackt und aufnimmt (Sender-Empfänger-Schema). Jeder Mensch hat seine eigene Art, seine Botschaften zu verpacken. Zunächst wird man die Botschaften aber nach dem gleichen Schema auspacken, wie man sie selbst eingepackt hätte. So kommt es, dass sowohl das Einpacken (Codieren) als auch das Auspacken (Decodieren) mögliche Quellen für Missverständnisse bergen. Um sicherzugehen, dass beim Empfänger das angekommen ist, was der Sender losschicken wollte, kann man zurückfragen: „Ich habe Folgendes verstanden, hast du das auch so gemeint?"

Doch meistens ziehen wir unsere Schlüsse so schnell und unbewusst, dass wir nicht darauf kommen, unsere ausgepackte Form der Botschaft zu überprüfen. „Dir geht's doch besser?" ist sicher meistens ein nett gemeinter Satz, der vermitteln will: „Ich interessiere mich für dich, und ich hoffe, dass es dir besser geht, das ist doch hoffentlich auch so?" Aber ich bin es so leid, die Leute enttäuschen zu müssen mit einem: „Ne, leider nicht ...", dass dieser Satz inzwischen auf meiner Liste der Sätze gelandet ist, die ich nicht mehr so gut hören kann.

Harmlos gemeinte Kontaktaufnahmen wie ein nachbarschaftliches „Na, schon Feierabend?" werden zum Reizpunkt, wenn ich statt von einem halben Arbeitstag gerade vom Frühstück herunterkomme, um nun die Post aus meinem Briefkasten zu holen. Leute, die immer einen flotten Spruch draufhaben, sei es nun, dass es mir doch gut tun würde, wenn ich mitkäme, oder dass es doch gut für mich sei, wenn ich zu Hause bliebe, dass ich zu vorsichtig sei und gar nicht mehr wüsste, was ich noch könnte, oder dass ich mal wieder meine Grenzen nicht eingehalten hätte, können mich aggressiv machen.

Aber noch frustrierter bin ich, wenn sie gar nichts sagen. Manchmal kann ich mich da so richtig hineinsteigern: „Ich liege hier und leide, aber das interessiert ja mal wieder kein Schwein!"

Da liege ich in einer Vorlesungspause auf einer sonnigen Bank, weil ich heftige Schmerzen in den Beinen habe und die Wärme des Holzes mir gut tut. Ein Mitstudent kommt vorbei und fragt locker: „Na, n' bisschen schlafen?"

Ich antworte nur schwach: „Ne ...“ Denn gerade vor ein paar Tagen hatten wir über meine Situation gesprochen, jetzt müsste er doch eigentlich schalten.

Er: „Ach so, sonnen!“

Ich kriege gar nichts mehr raus. Soll ich etwa sagen: „Ne, Schmerz- und Schwächeattacke“?!? Ich bin schwer enttäuscht; erst eine Zeit später kommt mir der Gedanke, dass meine Erwartungen vielleicht leicht überzogen gewesen sein könnten?!

Zurücksetzungen und Enttäuschungen lassen uns bitter werden und immer empfindlicher reagieren, bis manche Kranke nur noch von *den* Gesunden reden, die man „alle in einen Sack stecken und draufhauen könnte“. Andere finden es furchtbar, wenn ihr Gesundheitszustand Gegenstand allgemeiner Betrachtungen wird und jeder mit neuen Ratschlägen und Analysen anrückt. Der moderne Voyeurismus à la Talkshows ist sicher auch nicht immer das, was man hilfreiche Kommunikation nennen könnte.

Warum ist es eigentlich so schwierig, über Krankheit zu reden?

Warum wir uns so oft unverstanden fühlen

Zusätzlich zu dem Tabu *Krankheit*, über das man einfach nicht spricht, wirkt sich hier verhängnisvoll aus, was die Kommunikationswissenschaft herausgefunden hat: Etwa 80 Prozent von dem, was wir mitteilen wollen, sagen wir nicht ausdrücklich, sondern denken es unausgesprochen (implizit) dazu. Wenn wir alles genau benennen würden, was wir meinen, würde unsere Kommunikation ausgesprochen mühsam werden: „Warst du auf der Bank – auf der für Geld natürlich, nicht die zum Hinsetzen, mit *der* Bank meine ich die, bei der wir unser Konto haben, und ich meine, ob du da heute oder gestern warst, nicht letzten

Monat oder so – wir hatten doch gestern drüber gesprochen, dass wir Bargeld brauchen, und du warst bereit, hinzugehen, – also: Hast du das gemacht?" Stattdessen fragen wir einfach: „Warst du auf der Bank?", weil wir darauf zählen können, dass der andere die unausgesprochenen Elemente hinzudenken kann.

Das funktioniert deshalb, weil wir in einer gemeinsamen Welt leben. Je mehr wir miteinander in dieser Welt teilen, desto besser können wir wissen, was der andere meint. Wenn Sie an einen Fremden die Frage richten würden: „Warst du bei der Bank?", wäre er natürlich ratlos, zu welcher Bank er hätte gehen sollen. Er würde sich aber wahrscheinlich denken, dass es um eine Erledigung in den letzten Tagen und nicht in den letzten Jahren geht, denn so würde es seine Frau auch gemeint haben, wenn sie ihm diese Frage stellen würde.

Je unterschiedlicher unsere Hintergründe und Erfahrungswelten sind, desto schwieriger wird die Kommunikation also. Begegnet man Menschen aus anderen Kulturen, wird man bald merken, dass sie vieles irgendwie doch noch mal ganz anders meinen, als man gedacht hätte, und manchmal begreift man auch gar nicht mehr, was in ihren Köpfen vorgeht. In der Familie hingegen weiß man oft genau, was ein anderer meint, auch wenn er nur sein Gesicht verzieht oder eine kurze Bemerkung macht. Andererseits sind hier die Missverständnisse zwischen Mann und Frau sprichwörtlich, weil die unterschiedlichen Denkstrukturen immer wieder zu denselben Tücken führen.

Worauf ich hinaus will? Kranke erfahren die Wirklichkeit manchmal so anders als andere Menschen, dass man sich manchmal wundert, wie schwierig es ist, sich verständlich zu machen. Wie es das Gedicht in Kapitel 9 ausdrückte: Von außen betrachtet saß ich zunächst genauso am Kaffeetisch wie die anderen Gäste, doch mein Körper, und mehr und mehr dann auch meine Seele, befand sich in einer vollkommen anderen Welt, die ich nicht mehr kommunizieren konnte.

Die Tücken der Kommunikation (1)

Schon die einfache Formel „Wie geht's?"
kann zu mittleren Verständigungsproblemen führen …

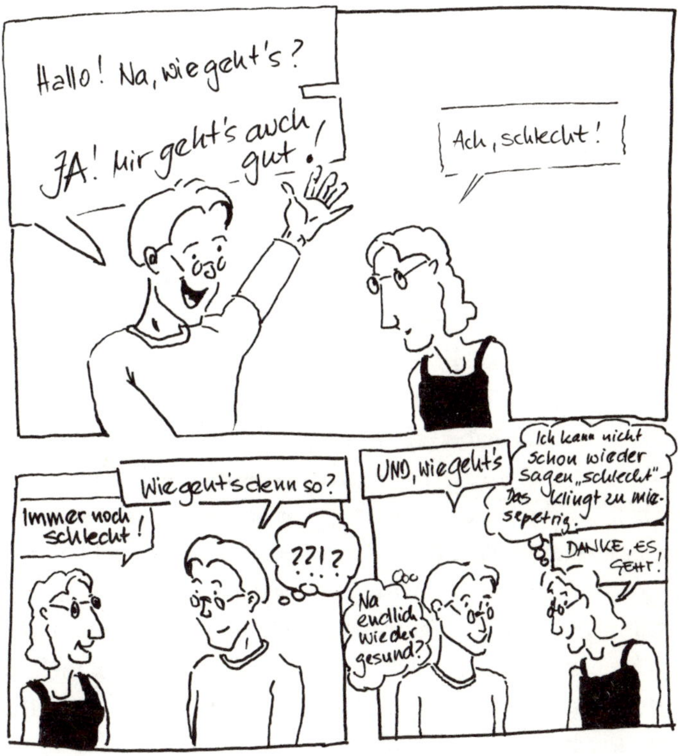
Hallo! Na, wie geht's?
JA! Mir geht's auch gut!
Ach, schlecht!
Wie geht's denn so?
Immer noch schlecht!
??!?
UND, wie geht's
Ich kann nicht schon wieder sagen „schlecht". Das klingt zu miesepetrig.
Na endlich wieder gesund?
DANKE, ES GEHT!

Ich bin immer wieder überrascht, wie oft ich Sachen sagen muss, bis sie wirklich in den Köpfen anderer ankommen. Das hat nicht unbedingt etwas mit Desinteresse oder Abwehr zu tun, sondern was ich sage, mag ihnen so fremd sein, dass es eine Weile dauert, bis sich diese abstrakten Worte für sie mit Inhalt füllen. Sie *wollen* vielleicht verstehen, aber sie *können* es nicht. Genauso geht es mir mit Lebensbereichen, in denen ich nicht selbst herausgefordert bin.

So tastet man sich also nach und nach heran: Man hört es immer wieder und erlebt die konkreten Situationen („Ach, so war das gemeint, du kannst jetzt wirklich nicht mehr stehen?"), bis man sich ein Bild machen kann von dem, was der andere meinte. So lange man selbst keine ähnlichen Erfahrungen gemacht hat, mit denen man die Beschreibung des anderen in Verbindung bringen kann, wird das Verstehen nur beschränkt bleiben.

Deswegen ist es hilfreich, nach Vergleichen zu suchen. Ich erkläre zum Beispiel manchmal die Symptomatik von CFS so: „Das ist, als hätte man ständig eine Grippe. Dein Gewebe ist überall verstopft, du hast nur Brei im Kopf und einfach keinen Saft." „Verstopftes Gewebe" und „keinen Saft haben" mag an sich noch sehr vage klingen, aber in Verbindung mit der Grippe können sich die meisten Leute immerhin *etwas* darunter vorstellen, denn die haben sie schon einmal gehabt.

Man kann letztlich nur verstehen, was man selbst kennt. Aber das heißt nicht, dass die Worte nicht angekommen sind. Ich erlebe es immer wieder, dass Freunde nach einer Krankheit plötzlich zu mir sagen: „Da musste ich an dich denken und dass es dir fast immer so geht." Dann staune ich und freue mich darüber, dass meine Versuche, mich verständlich zu machen, nicht umsonst waren, sondern nur in den Gehirnschubladen darauf warteten, mit konkretem Inhalt gefüllt zu werden.

Vielleicht begegnen wir das ein oder andere Mal einem dieser Menschen, die sich so auf Erfolg getrimmt haben, dass sie möglichst wenig zu tun haben wollen mit „schwachen" Menschen, die nicht auf der Sonnenseite des Lebens zu stehen scheinen. Wenn jemand für uns nur ein kaltes Lächeln übrig hat, sollten wir uns an ihm nicht die Zähne ausbeißen, sondern uns den Menschen zuwenden, die für uns offen sind. Vielleicht wird er seine Einstellung noch ändern, aber das hängt nicht von uns ab.

Die Zähne auseinander bekommen

Wir sitzen zu vier Frauen in unserer WG-Küche und erzählen von unserem Tag. Allmählich fällt mir auf, dass auf jede Geschichte eingegangen wird, nur zu meiner, die an diesem Tag mehr mit Beschwerden als mit Besorgungen und Vorlesungen zu tun hat, kommt nicht die leiseste Reaktion. Ich spüre: Entweder ich ziehe mich verletzt zurück oder ich gehe in die Offensive und hake nach. Da wir eigentlich ein gutes WG-Klima haben, lässt mein Kopf vermelden, dass es noch eine andere Erklärung geben muss als „Die mögen dich halt nicht", und so nehme ich all meinen Mut zusammen und will es wissen: „Interessiert euch das gar nicht?"

Verdutzt sagt eine: „Doch, aber was soll man denn schon dazu sagen?"

Ach so, das ist das Problem! Na, dazu habe ich eine Lösung: „Sagt doch mal: ‚Ist ja blöd!'"

„Wie, das würde dir helfen??"

„Ja, sehr."

Und dann darf ich es hören, aus anderen Mündern als meinem.

Ich glaube, dass es viele solcher Situationen gibt, in denen wir zu schnell aufgeben, weil wir enttäuscht sind oder nichts falsch machen wollen. Dabei ist es fast immer besser, überhaupt etwas zu sagen als zu schweigen. Ich meine nicht ein Schweigen, das vor dem Gehörten still steht, sondern das eilend über diese peinliche Situation hinweggeht, bevor die Stimmung endgültig kippen könnte, und damit ausdrückt: „Dein Zustand ist es mir nicht wert, eine Reaktion darüber zu verlieren." „Du nervst mich, und ich versuche jetzt auf höfliche Art, dir nahe zu legen, das Thema nicht wieder anzuschneiden." Oder: „Merkst du nicht, dass du mich damit überforderst? Bitte lass uns stillschweigend zu etwas anderem übergehen." Jedenfalls ist das meine und wahrscheinlich die eher weibliche Art, Schweigen zu erleben.

Es ist ähnlich wie bei einem tragischen Trauerfall: Sich überhaupt zu regen ist besser, als aus lauter Angst vor Fettnäpfchen gar nichts zu machen. Auch Menschen, die sonst eher zurückgezogen leben, können bestätigen, dass ihnen die Anteilnahme anderer wohl getan hat, auch wenn diese nicht immer das allerpassendste Wort gefunden haben. Formeln wie „Mein herzliches Beileid“ klingen vielleicht abgedroschen, doch sie können eine Hilfe sein, um das Unaussprechliche in eine Form zu kleiden. Ebenso freue ich mich immer noch, wenn mir Menschen „Gute Besserung“ wünschen. Es klingt vielleicht nicht besonders neu und einfallsreich, aber ist es nicht nett, dass sie sich die Mühe machen, überhaupt etwas zu sagen?

Viele unterschätzen die Macht ihrer Worte und behalten positive, ermutigende Gedanken für sich, anstatt sie auszusprechen. Wie oft habe ich schon im Nachhinein erfahren, meist um Ecken herum und mit jahrelanger Verzögerung, dass jemand es achten konnte, wie ich mit meinem Kranksein umgehe. Das freut mich jedes Mal ungemein, denn ich fühle mich oft überhaupt nicht so. Noch viel schöner wäre es natürlich gewesen, wenn er es mir direkt gesagt hätte.

Als ich neulich einer Freundin von diesen Gedanken erzählte, sagte sie prompt: „Ja, in der Gemeinde haben dich auch viele dafür bewundert.“ Warum hat es mir dann nie jemand gesagt? Oder ein Bekannter aus der Studienzeit, der später bei meinem Umzug half und dabei meinem Vater erzählte, dass er es toll fände, wie ich mein Examen geschafft hätte. Zu mir hatte er so etwas nie gesagt und ich war immer etwas verunsichert darüber gewesen, wie er zu mir steht. Zum Glück hat mein Vater es mir weitergegeben, sonst wüsste ich es bis heute nicht.

Klare Signale setzen

Deswegen habe ich mir vorgenommen, jede Art von Reaktion zu würdigen. Wenn mir jemand etwas Nettes sagt, soll er auch merken, wie gut er mir damit tut. So kann ich ihm etwas zurückschenken und sporne ihn gleichzeitig an, es wieder einmal zu tun. Und wenn mich einmal eine Bemerkung wirklich ärgert, will ich wenigstens dazu sagen: „Ich finde es gut, dass du überhaupt etwas sagst." Sonst merkt der andere nur meinen Frust und nimmt sich vor, sich in Zukunft lieber auf die Zunge zu beißen, als wieder etwas Falsches zu sagen.

Es ist gut, wenn wir nicht darauf warten, dass andere von selbst darauf kommen, was wir uns wünschen und wie wir behandelt werden möchten. Manchmal möchten wir angesprochen, ein andermal lieber in Ruhe gelassen werden – woher sollen sie es wissen? Besonders sensible Menschen sind vielleicht in der Lage, uns vieles abzuspüren, aber warum sollten wir andere dem Stress aussetzen, uns alles von den Augen abzulesen und ihnen und uns mit diesem Try-and-Error wertvolle Nerven zu rauben? Es ist nur fair, jedem eine offene Chance zu geben, indem wir klarstellen, wie wir den Umgang mit uns wünschen. Das kann oft in winzigen Gesten und Nebensätzen geschehen wie „Danke, dass du fragst", „Das ist sehr aufmerksam von Ihnen" oder ein bewusstes Umschauen in der Runde, bevor man sich mit einem „bis gleich, ich leg mich kurz hin" verabschiedet. Je klarer wir unsere Signale und Botschaften aussenden, desto sicherer können sich andere in unserer Umgebung fühlen.

In Gruppensituationen habe ich mir vorgenommen, gleich zu Anfang ein paar kurze Signale zu setzen, um mir meine Rahmenbedingungen zu schaffen. Auf Freizeiten mit einer überschaubaren Gruppengröße sage ich normalerweise kurz, dass ich nicht gesund bin, sondern CFS habe, was dies bedeutet und welche Konsequenzen es hat, dass ich bestimmte Dinge anders mache (erst später auftauchen werde oder beim Wanderausflug nicht mitgehe), aber bei anderen Unternehmungen ganz dabei sein werde (gerne mal was vorbereite oder das Anliegen der Gruppe voll mittrage, auch wenn ich nicht immer anwesend bin). Das dauert zwei Minuten, die ich meist damit beende, dass

Die Tücken der Kommunikation (2)

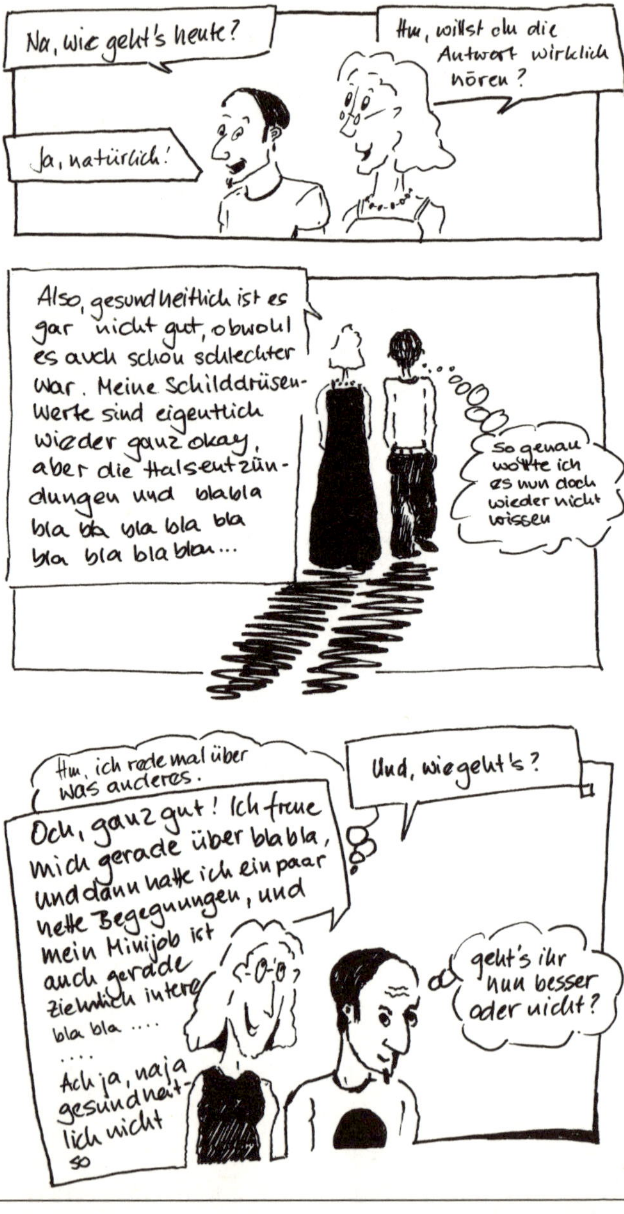
Na, wie geht's heute?
Hm, willst du die Antwort wirklich hören?
Ja, natürlich!
Also, gesundheitlich ist es gar nicht gut, obwohl es auch schon schlechter war. Meine Schilddrüsenwerte sind eigentlich wieder ganz okay, aber die Halsentzündungen und blabla bla bla bla bla bla bla bla bla bla...
So genau wollte ich es nun doch wieder nicht wissen
Hm, ich rede mal über was anderes.
Und, wie geht's?
Och, ganz gut! Ich freue mich gerade über blabla, und dann hatte ich ein paar nette Begegnungen, und mein Minijob ist auch gerade ziemlich intere bla bla .... Ach ja, naja gesundheitlich nicht so
geht's ihr nun besser oder nicht?

ich keine Probleme habe, darüber zu reden, und dass man mich gerne persönlich darauf ansprechen kann.

So habe ich die Freiheit, mir die Sonderregeln herauszunehmen, die ich brauche und auch vorher mit der Freizeitleitung abgesprochen habe, und die Sache ist meist sehr entspannt, weil die Leute wissen, woran sie sind. Manche sind neugierig und kommen gerne darauf zu sprechen; andere finden es interessant, mich mal im Rollstuhl herumzufahren. Ich kann ganz ich selbst sein und mich trotzdem ganz zugehörig fühlen. Bevor ich mir diese kleine Rede zur Angewohnheit gemacht habe, bin ich manchmal auf Freizeiten richtig baden gegangen, weil es immer wieder zu Situationen kam, in denen ich plötzlich komisch angeguckt wurde und ich mich dann bemühte, meine Krankheit möglichst zu verstecken. Doch das führt bei meiner Symptomatik zu purem Stress; besser ist es, ich setze gleich am Anfang ein paar Signale.

Wenn der Kranke selbst keine klaren Signale setzt und Umstehende verunsichert sind, ob Hilfe und Interesse willkommen sind, können sie ihrerseits Angebote machen: „Kann ich dir was abnehmen?" „Wenn du möchtest, ruf einfach mal an!" „Möchtest du in Ruhe gelassen werden?" Auch wenn der Kranke gerade keinen Bedarf hat, wird ihm das Gefühl gegeben, dass da Leute im Hintergrund sind, auf die er bei anderen Gelegenheiten zurückgreifen kann.

Zuletzt gehört zu den klaren Signalen, dass wir unsere Gefühle ehrlich durchschimmern lassen – vor allem in vertrauten Beziehungen, in der Familie oder bei guten Freunden. Wir sind eben nicht immer die selbstbeherrschten Kontrollierten, die rechtzeitig alle Signale so setzen, dass die Kommunikation in die gewünschten Bahnen gelenkt wird. Auch wenn wir uns ärgern, traurig und verletzt sind oder unsicher und zweifelnd, gilt es, dies zu kommunizieren.

In Kapitel 6 haben wir darüber gesprochen, wie wir selbst mit unseren Gefühlen klarkommen können. Beziehungen leben davon, dass wir diese Prozesse mitteilen. Wenn wir uns in „Ich"-Botschaften ausdrücken, halten wir den anderen frei von Schuldzuweisungen und gewinnen in ihm einen Verbündeten für unsere emotionalen Prozesse. Wir können zum Beispiel sagen: „Es ärgert mich/macht mich traurig/macht mir Angst, wenn du ..." Damit sagen wir etwas über unsere Gefühle aus, ohne das Verhalten des anderen zu bewerten.

Dieses Recht auf Gefühle haben andere Betroffene genauso: Haben Sie viel mitgetragen und sind an Ihre Grenzen gestoßen? Ärgern Sie Erwartungen und Vorhaltungen des Kranken? Besonders wenn Sie ihn pflegen und begleiten, ist es wichtig, dass Sie auch auf sich selbst achten und in den Ansprüchen an sich selbst und Ihre Hilfe realistisch sind. Scheuen Sie sich nicht, auch Ihre Wünsche und Gefühle zu formulieren. Es geht nicht darum, wer hier der Doofe ist – der andere mit seinem Verhalten oder Sie mit Ihrer Reaktion darauf –, sondern sich möglichst authentisch und präzise mitzuteilen und mit der gleichen Offenheit auch die Seite des anderen anzuhören, um gemeinsam weiterzukommen.

Die Absicht des anderen achten

Denken wir immer wieder daran: Was bei uns an Botschaft des anderen angekommen ist, ist nicht unbedingt das, was er losgeschickt hat oder schicken *wollte*. Kranke können mit ihrer Fokussierung auf ihre Krankheit manchmal ganz schön ungerecht werden. Haben wir erst einmal unsere „Keiner-kümmert-sich"-Brille auf, wittern wir bald überall Gleichgültigkeit und Unverständnis. Wie gut, wenn andere unser Jammern nicht allzu ernst nehmen, sondern hinter unseren Angriffen und Klagen unsere verzweifelten Versuche entdecken, ein offenes Ohr zu finden. Wie gut aber auch, wenn wir innehalten können und uns fragen, welche Absicht den anderen wirklich treiben mag – ist er wirk-

Die Tücken der Kommunikation (3)

Manchmal behilft man sich am besten mit einer einfachen Gegenfrage:

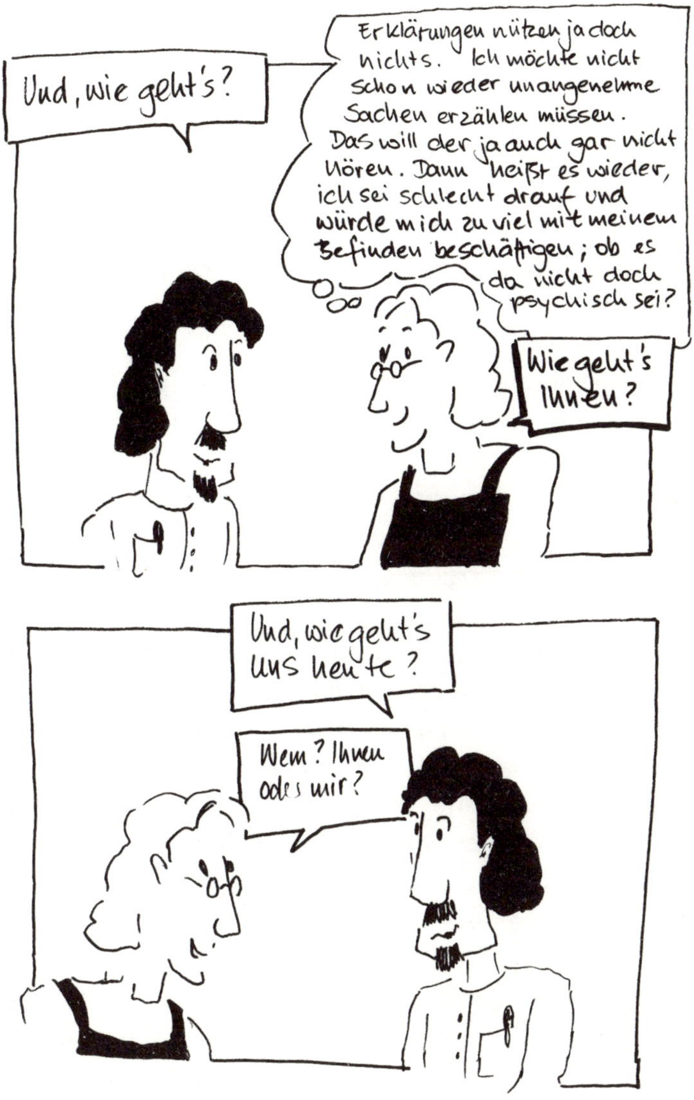

Und, wie geht's?
Erklärungen nützen ja doch nichts. Ich möchte nicht schon wieder unangenehme Sachen erzählen müssen. Das will der ja auch gar nicht hören. Dann heißt es wieder, ich sei schlecht drauf und würde mich zu viel mit meinem Befinden beschäftigen; ob es da nicht doch psychisch sei?
Wie geht's Ihnen?
Und, wie geht's uns heute?
Wem? Ihnen oder mir?

lich so herzlos oder will er uns vielleicht schützend in Ruhe lassen? Steckt er vielleicht selbst in Problemen, ist ausgelaugt oder unter Zeitdruck?

Wenn wir verletzt worden sind, sollten wir uns bemühen, die Intention des anderen zu verstehen – um der Beziehung willen! Wollte er nur ein nettes Wort sagen, das leider voll an meiner momentanen Situation vorbeiging? War er gerade selbst schlecht drauf? Kann ich darüber hinwegsehen, oder trifft es mich so tief, dass ich es klären sollte, weil sonst unsere Vertrauensbasis gefährdet ist?

Wenn wir uns entschließen, die Sache anzusprechen, können wir dem anderen die Chance für eine gute Absicht lassen, indem wir sagen:

- „Du meintest es vielleicht gut, aber ..."
- „Du kannst dir vielleicht nicht vorstellen, wie das bei mir angekommen ist ..."
- „Du hast das vielleicht nicht so ernst gemeint, aber ..."
- „Sorry, das greift mich jetzt wirklich an, aber das kannst du ja nicht wissen."

Danach können wir unsere Kritik bringen. Die formulieren wir möglichst in „Ich"-Botschaften: Es hat *mich* gestört, *mir* wehgetan und so weiter. Eine solche Kritik wird den anderen nicht vernichten, weil wir von *uns* reden und offen lassen, wie er sein Verhalten gemeint hatte. Damit greifen wir ihn nicht in seiner Person an und erhalten ihm seine Würde. Der andere muss nicht um seine Ehre kämpfen und ist freier, uns zuzuhören und sich auf unsere Sichtweise einzulassen. Wenn er am Ende freien Herzens sagen kann: „Das tut mir Leid, das hatte ich überhaupt nicht gewollt!", kann die Beziehung wiederhergestellt sein und wir können unseren Ärger loslassen. Wenn unsere Wunden weiter geleckt werden wollen, sollten wir das nun nach Möglichkeit von der Beziehung trennen.

Hüten wir uns also davor, unsere Kommunikation unnötig mit Schuldzuweisungen zu belasten. Das Thema „Krankheit" ist sowieso schon genug mit unangenehmen Gefühlen besetzt. Versuchen wir stattdessen, ein Klima der Offenheit zu schaffen, in dem wir uns gerne mitteilen und auch andere den Mut gewinnen, zu sagen, was sie wirklich denken. Nichts ist selbstverständlich, auch nicht das Vertrauen des anderen und seine Bereitschaft, sich auf mich einzulassen.

Bleiben wir also dran. Kommunikation ist immer spannend und voller Überraschungen – über den anderen und auch über sich selbst. Sie ist eine Kunst, die man lernen kann.

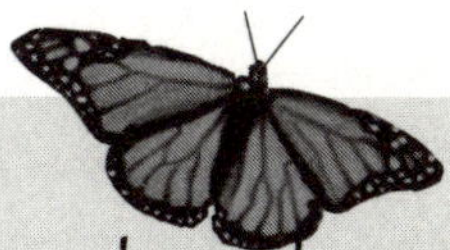

Anstoß für Kranke und andere

Ich habe aufgehört, mich mitzuteilen. Warum? Wo sehe ich Chancen, es neu zu versuchen? Was könnte ich an meinem Kommunikationsverhalten verbessern?

Ich mache mir bewusst, wo ich gute Erfahrungen gemacht habe und bedanke mich innerlich bei diesen Menschen.

So kommen Sie ins Gespräch

Das mag ich an dir: ______________________________

Dafür bin ich dankbar: ____________________________

Besonders toll finde ich es, wenn du _________________

Diesen Satz kann ich nicht mehr hören: ______________

Mit diesem Verhalten von dir habe ich echte Schwierigkeiten: _________________________________

Das wünsche ich mir von dir: _______________________

Das erwarte ich nicht von dir: ______________________

Das will ich dir geben: ___________________________

Das kann ich dir nicht geben: ______________________

Was ich dir noch gerne sagen möchte: _______________

So habe ich verstanden, was du mir sagen möchtest:

____

Ein paar Grundregeln der Kommunikation

- Suchen Sie das Gespräch, auch über Selbstverständliches.
- Sprechen Sie ehrlich über Ihre Wünsche und Gefühle („Ich"-Botschaften!).
- Achten Sie die Absicht des anderen.
- Überdenken Sie Ihre Erwartungen.
- Vermeiden Sie Bewertungen und Schuldzuweisungen.
- Überprüfen Sie Ihre Botschaften: Ist das angekommen, was gesendet werden sollte?

Kapitel 12

Meinen Platz finden

Kranke, erhebt eure Häupter!
Lasst euch nicht blenden von den
Zwängen unserer Kommerzialismen
Die euch sagen wollen:
„Dein Leben ist im Minus!“

Auch ihr seid
Ein Plus für diese Welt
Wenn ihr eure Häupter erhebt
Und euer Los mit der Würde tragt
Die jedem Menschen gilt
Nicht, weil er gesund und schön
Erfolgreich und nützlich ist
Sondern weil er ein Mensch ist
Dem Gott ein Leben gegeben hat
Ein ganzes Leben
Für einen ganzen Menschen

Kranksein nagt auf die Dauer am Selbstbewusstsein, das haben wir bereits in Teil 2 gesehen. „Wer nichts leistet, ist nichts“ – nach diesem Maßstab beurteilen wir uns nicht nur selbst, sondern werden auch von anderen beurteilt.

„Man meint ja, man müsst' sich schämen!“, rief eine kranke Bekannte am Telefon aus. Und dann schilderte sie, wie Nachbarn und Verwandte immer nur eins zu fragen wüssten: „Gehst du wieder arbeiten?" Ob es nun als Vorwurf gemeint war oder nicht, sie sprach aus, was viele empfinden: Sie fühlen sich schuldig, wenn sie nicht so können, wie sie sollten – auch wenn sie gerne wollten. Inzwischen geht meine Bekannte den Menschen in ihrem Ort aus dem Weg. Solche beschämenden Situationen will sie sich lieber ersparen. Hat sie es aufgegeben, ihren Platz in dieser Welt zu finden? Versperrt ihre Scham ihr den Weg in die Gesellschaft?

Hier sind wir an einem zentralen Punkt im Leben mit Krankheit angelangt: der Frage der Ehre.

Eine Frage der Ehre

In unserer modernen westlichen Kultur können wir mit dem Wort „Ehre" meist nicht mehr viel anfangen. Es erinnert allzu sehr an sinnlose Duelle zwischen „Ehrenmännern", in denen um der Ehre willen einer von zweien sterben soll. Was nützt, so fragt man sich, einem die Ehre, wenn man tot ist? Die orientalische Kultur ist dagegen auch heute noch sehr bestimmt von dem Wert der Ehre (Familienehre, Ehre des Clans, bis hin zur Ehre der arabischen Völker). Das Schlimmste ist es, vor anderen das Gesicht zu verlieren und gedemütigt zu werden.

Tief unter unseren aufgeklärten Werten wie Freiheit und Leistung haben auch wir eine Schicht im Herzen, die um unsere Ehre bangt. Das wurde mir wieder deutlich, als ich einige Kranke fragte, was sie sich von ihrem Umfeld wünschen. Ihre Antworten lauteten:

- „Weiter als interessanter und vollwertiger Mensch angesehen zu werden."
- „Eigentlich am liebsten einen möglichst normalen Umgang."
- „Dass sie in mir den Menschen sehen und nicht den Hilfsbedürftigen."

- „Dass sie mich normal behandeln, weder mitleidig und überfürsorglich noch geringschätzend."
- „Ich würde gerne als Frau mit Behinderung gesehen werden, nicht als Behinderte, die zufällig noch irgendeinem Geschlecht angehört."

Themen wie Unterstützung und Interesse wurden dagegen viel weniger genannt. Das entscheidende Bedürfnis im Umgang mit anderen Menschen scheint die Anerkennung zu sein. Jenseits aller kleiner Frustrationen und Missverständnisse scheint es eine grundlegende Ebene in der Begegnung mit anderen zu geben, auf der wir spüren, ob wir als ihresgleichen angesehen werden. Vor allem Ruhm für bestimmte Taten und Erfolge gibt es eine Art grundsätzliche Menschen-Ehre, die Menschenwürde.

Die Menschenwürde gehört zu den Grundlagen der UNO. In vielen Ländern ist sie fest in der Verfassung verankert. Das Grundgesetz der Bundesrepublik Deutschland beginnt zum Beispiel mit den Worten: „Die Würde des Menschen ist unantastbar" (Artikel 1, Absatz 1). In vielen politischen und ethischen Fragen spielt dieser Wert der Menschenwürde eine zentrale Rolle. Aktuelle Diskussionen in der Bioethik um Eugenik, Euthanasie und Pränatale Diagnostik verwässern diesen Wert zunehmend, aber noch steht die Menschenwürde in der Mitte unseres westlichen Selbstverständnisses. In einer Talk-Show erntete ein Studiogast letztes Jahr viel Beifall, als er sagte: „Es heißt immer, das höchste Gut ist die Gesundheit. Aber was ist mit den Menschen, die krank sind, ist ihnen das Größte genommen? Nein, das Größte ist die Würde des Menschen."[70]

Doch erst wenn wir schwache, bedürftige und abgewertete Menschen vor uns haben, wird Menschenwürde konkret. „Das Ansehen von Menschen mit Behinderung ist ein Bewährungsfall für die gesellschaftliche Achtung von Menschenrecht und Menschenwürde" (Ulrich Bleidick). Das gilt besonders für diejenigen, deren gesundheitliche Einschränkung ins Auge sticht.

Wenn die Behinderung offensichtlich ist

Wer im Rollstuhl sitzt, eine Krücke benutzt, ein Körperteil verloren hat oder in seinen Bewegungen sofort als „behindert" zu erkennen ist, muss häufig darum kämpfen, dass andere in ihm nicht nur die Behinderung sehen, sondern auch seine Stärken und Talente. Wo derjenige mit nicht sichtbarer Krankheit besonders um die Anerkennung seines Leidens ringen muss, steht er an einer anderen Front: die Anerkennung seiner Person, die trotz ihrer Behinderung ernst und für voll genommen werden möchte.

Die Verschiedenheit der Auseinandersetzungen erlebe ich, wenn ich mit dem Rollstuhl unterwegs bin. Für mich ist er ein Hilfsmittel, auf das ich ab und zu zurückgreife, um beispielsweise eine Stadtbesichtigung oder einen Spaziergang durchzuhalten. Für ein paar Stunden bin ich für alle sichtbar behindert und werde auch als solche behandelt. Der Unterschied ist unglaublich: Auf einmal sind alle Bekannten und Unbekannten äußerst zuvorkommend und hilfsbereit zu mir. Aber sobald ich mit der Person, die mich schiebt, in der Schlange an einem Eisstand stehe, wird sie gefragt (die in dem Moment ja hinter mir steht), was wir denn möchten. Ich sage dann meistens recht bestimmt, welche Eiskugeln ich haben will. Soll der Eisverkäufer doch lernen, dass Behinderte auch sprechen können.

Die Leute meinen es natürlich nicht böse, aber manchen steht die Frage geradezu auf ihrem Gesicht geschrieben: „Ist sie nur körperlich behindert oder auch geistig?" Unter geistiger Behinderung stellen sie sich dann solche Horrorszenarien vor, dass sie besser gleich die Begleitperson ansprechen. Lieber dem Behinderten gar nichts mehr zutrauen, als einmal versehentlich zu viel von ihm zu erwarten, denn das könnte ihm ja peinlich sein. Dabei ist es den meisten viel unangenehmer, selbst noch beweisen zu müssen, dass sie sich eine Kugel Eis aussuchen können.

Ich kann diese Szenen gut abschütteln, denn ich schlüpfe ja

nur gelegentlich in diese Rolle. Aber für diejenigen, zu deren Erscheinungsbild ein Rollstuhl dazugehört, muss es ganz schön demütigend sein. Freunde von mir, die an verschiedenen sichtbaren Gehbehinderungen leiden, erzählen alle das Gleiche: Sie haben normale Schulen besucht, normale Ausbildungen und Studienabschlüsse gemacht, gehen normalen Berufen nach und bekommen doch täglich zu spüren, dass sie ganz anders sind. Sie wünschen sich nichts sehnlicher, als normal behandelt zu werden.

Wer würdigt die Kranken?

Wie kann man die abstrakte „Menschenwürde" also mit Inhalt füllen? Wie können kranke Menschen ihrer Ehre vergewissert werden, die sich so oft als Jammerlappen, Schmarotzer oder Krüppel hingestellt sehen?

Zunächst einmal geht es um diese grundsätzliche Würdigung des Menschseins. Es gibt so viele kleine Gesten, in denen sie ausgedrückt werden kann: einen Behinderten *fragen*, ob er meine Hilfe braucht, anstatt sie ihm einfach und dann vielleicht völlig unnötigerweise aufzudrängen. Im Gedrängel eines Straßenfestes noch bemerken, dass „da unten" im Rollstuhl jemand durch möchte, ihm nett ins Gesicht schauen und einen Schritt zur Seite gehen, oder jemandem, der lange nicht an Treffen teilnehmen konnte, extra zu sagen: „Schön, dass du wieder bei uns sein kannst!"

Neben dieser grundlegenden Einstellung gegenüber jedem Menschen kann es auch besondere Gründe geben, einen Kranken zu würdigen. Ist es nicht bewundernswert, wie manche mit ihrer Lage umgehen? Wer sieht, was sie täglich auszuhalten haben? Wer macht sich bewusst, wie viele Hindernisse sie ständig überwinden müssen, um ihren Alltag zu meistern: den Symptomzirkus, die „Ärztereien", die ungleich großen Mühen, um ihren Haushalt in den Griff zu kriegen? Am liebsten würde ich es allen Kranken zurufen: „Ihr leistet schon eine Menge, indem ihr eure Lage ertragt!"

In meiner CFS-Gruppe hatten wir einmal einen ganz besonderen Abend, als wir eine Form gefunden hatten, diese „ganz normale" Lebensbewältigung zu würdigen. Wir waren verabredet, um unseren siebten Gruppengeburtstag zu feiern. (Allein das war schon Würdigung an uns selbst: Wir haben durchgehalten, es gibt diese Gruppe immer noch!) Zur Feier des Tages hatte ich für jeden eine kleine Medaille aus Tonpapier gebastelt mit der Aufschrift: „ORDEN für langjähriges Ertragen von CFS". Am Rand des Pappkreises haben wir ringsherum unterschrieben, auch die Angehörigen, die mitgekommen waren. Und dann fing einer an, den Orden an Ort und Stelle umzuhängen. Nacheinander zogen alle anderen nach. Manche sahen stolz wie die Schneekönige aus!

Ist es nicht wahr, haben nicht viele Leidende einen Orden verdient für das, was sie täglich mitmachen?

Besonders wohltuend und Haupt-erhebend empfinde ich es, wenn diese Würdigung von Außenstehenden kommt, die selbst nicht in dieser Lage stecken. In meiner Studienzeit hatte ich eigentlich nie den Eindruck, dass meinen Dozenten meine Situation besonders bewusst war, jedenfalls zeigte das niemand. (Ich bin dort auch nie mit meinem Rollstuhl aufgetaucht, das hätte die Lage wahrscheinlich schlagartig geändert.) Umso mehr staunte ich, als der Rektor mir an der Absolvierungsfeier mein Zeugnis mit den Worten überreichte: „Ihnen meine besondere Anerkennung." Ich glaube nicht, dass es sonst jemand gehört hat, und ich weiß auch nicht, mit welchen Worten er meinen Mitstudenten die Zeugnisse gab. Für mich drückten diese vier Worte aus, dass er gesehen hatte, unter welchen besonderen Umständen ich dieses Studium durchgezogen hatte.

Bastelbogen

ORDEN

Für langjähriges Ertragen von

____

Ausgestellt für: ________________________

Ort: ______________________________

Datum: ______________________

Bastelanleitung:

- Kopieren Sie den Kreis und kleben Sie ihn auf eine größere Scheibe Tonpapier, oder übertragen Sie die Schrift auf die Tonpapierscheibe.
- Tragen Sie Ihre Krankheit ein, Ihren Namen, Ort und Datum.
- Lassen Sie möglichst viele Personen unterschreiben (auf dem Tonpapier-Rand).
- Ziehen Sie ein Band durch das Loch und hängen Sie sich den Orden um, wenn Sie sich mal wieder gar nicht heldenhaft fühlen.
- Basteln Sie weitere Orden für andere chronisch Kranke. Am meisten Spaß macht es in einer Gruppe.

Jeder hat etwas zu geben!

Vielleicht fragen Sie sich, was denn an Ihnen zu würdigen sei. Sind es nicht immer die anderen, die Ihnen helfen müssen? Ist das Gleichgewicht von Geben und Nehmen nicht schon längst völlig aus dem Lot geraten? Mit solchen Rechnungen beschweren sich viele Kranke zusätzlich. Uns ist meist viel bewusster, was wir *nicht mehr* können. Aber ich bin fest davon überzeugt, dass wirklich jeder Mensch etwas zu geben hat. Wie eingeschränkt man auch sein mag, jeder ist ein „Plus für diese Welt".

Vielleicht haben Sie bis jetzt in zu engen Bahnen gedacht und nur auf die Dinge geschaut, die Ihr früheres Leben ausgemacht haben. Wenn Sie früher mit Ihrem Gehalt Ihre vielköpfige Familie ernährt haben, dazu im Haus den Handwerker ersetzten und im Verein ein hohes Tier waren, mögen Sie sich nun vielleicht unnütz fühlen. Dann ist es an der Zeit, weiterzudenken und Ihre persönlichen Schätze neu zu entdecken. Hier ein paar Vorschläge:

- Gibt es Projekte und Entwicklungen, an denen Sie sich indirekt durch Ihre Ideen und Ratschläge beteiligen können?
- Haben Sie einmal darüber nachgedacht, welchen Schatz an Wissen und Erfahrungen Sie mit sich tragen? Gibt es Menschen, die genau davon profitieren könnten?
- Können Sie Ihre Präsenz zu Hause zu einer besonderen Chance umwandeln (zum Beispiel für die Beziehung zu Ihren Kindern oder als Anlaufstelle für Telefonate)?
- Hören Sie viel Radio und stoßen dabei womöglich auf Informationen, die für andere wichtig sein könnten?

Darüber hinaus haben Sie etwas ganz Wertvolles anzubieten: Beziehung! Eine Freundin, die seit Jahren sehr schwer krank ist bis hin zur Bettlägerigkeit, sagte mir immer wieder: „Ich kann zwar nicht mehr viel machen, aber ein Gegenüber kann ich noch sein.“ Das sah dann ein Mann genauso und hat sie vor ein paar Jahren geheiratet. In ihrer Ehe läuft vieles anders, als wäre sie gesund, aber sie leben eine Beziehung, in der jeder für den anderen da ist und auf seine Art das Zusammenleben mitträgt. Lassen wir uns von Krankheiten nicht unsere Liebesfähigkeit rauben!

Hier also noch ein paar weitere Vorschläge:

- Gibt es Menschen, denen Sie Ihr Ohr schenken können?
- Haben Sie eine Person im Blick, der Sie Ihr „Gegenüber“ anbieten möchten, zum Beispiel in einer guten Freundschaft?
- Sehen Sie vielleicht in einem Menschen ein Potenzial, das er noch nicht erkannt hat? Durch Ihre Ermutigung können Sie wichtige Anstöße geben. Viele brauchen einfach mal einen Menschen, der ihnen etwas zutraut.
- Können Sie gehetzten Menschen einen Ort der Ruhe und Entspannung bieten, weil Sie einer der ganz wenigen Menschen sind, die Zeit haben?
- Gibt es andere Kranke und Bedürftige, die Sie ein wenig begleiten können?

Ich habe schon stundenlang mit Freundinnen auf dem Sofa gelegen. Wir haben uns aus Tagebüchern vorgelesen und Gedanken ausgetauscht, zu denen wir sonst nicht kommen würden. Wer hat sonst schon so viel Zeit fürs Nichtstun? Andere sagen mir, dass sie sich in meiner Gegenwart sicher fühlen, weil ich Schwäche zeige. Sie entspannen sich, weil sie das Gefühl bekommen, nichts leisten zu müssen. Es ist immer wieder interessant, wie sich daraus Gespräche über ihre eigenen Grenzen ergeben.

Auf gleicher Augenhöhe sein

Ich brauche es, Teil eines größeren Ganzen sein zu dürfen. Das bedeutet für mich, dass ich mitspielen darf bei dem großen Wechselspiel von Geben und Nehmen, indem ich empfange und mich meinerseits auch wieder einbringen kann. Das Faszinierende ist: Unsere Umgebung braucht es ebenfalls, denn so werden wir zu gleichwertigen Partnern, die mit anderen auf einer Augenhöhe durchs Leben gehen und ihnen eine echte Bereicherung sein können. Der Weg, auf dem wir mit uns selbst am besten klarkommen, ist gleichzeitig der, der Beziehungen gelingen lässt.

Auf einer Augenhöhe sein bedeutet, die Balance zu wahren zwischen der Bedürftigkeit, die objektiv da ist, und der grundsätzlichen Ebenbürtigkeit. Damit sind Kranke ebenso herausgefordert, denn manchmal sind gerade sie es, die Gesunde auf einen Podest heben und damit den Graben unnötig vertiefen. Neidgefühle und Schwarz-weiß-Unterteilungen in *die* Gesunden und *die* Kranken machen es anderen umso schwerer, auf einer Augenhöhe mit ihnen zu bleiben. Außerdem gehen sie an der Wirklichkeit vorbei, denn tatsächlich gibt es alle Abstufungen zwischen vor Kraft strotzenden Gesunden und schwer Kranken, mal ganz abgesehen von den vielen anderen Lebensbereichen, in denen man sich schwer tun kann.

Wenn wir gerne als ebenbürtig behandelt werden wollen, können wir unseren Teil dazu beitragen, indem wir an unserem Selbstverständnis arbeiten. Fühlen wir uns vollwertig, werden wir auch eher so auftreten und entsprechende Reaktionen ernten. Erinnern wir uns an den Schmetterling: Auch wenn er in einem Käfig sitzt, ist er immer noch ein Schmetterling! Weder wir selbst noch unser Umfeld sollten uns auf unsere Krankheit festlegen. Es mögen unsere festen Lebensumstände sein, aber sie bedeuten nicht unser Wesen.

Lernen wir, *den Schmetterling zu sehen*, indem wir zwischen dem Kranken und der Krankheit trennen. Das erhält den nötigen Entfaltungsspielraum, damit die problematischen Umstände die Beziehung nicht irgendwann ersticken. „Verständnis, ohne nur auf die Krankheit reduziert zu werden", nannte es einmal eine Rheuma-Patientin bei meiner kleinen Umfrage. Eine Gehbehinderte beschrieb es so: „Die angenehmsten Menschen sind für mich diejenigen, für die die Beziehung zu mir als Mensch im Vordergrund steht. Das Handicap wird dabei fast vergessen beziehungsweise spielt kaum eine Rolle. Wenn Grenzen im Wege stehen, kann man gemeinsam nach Lösungen und Kompromissen suchen. Das stärkt und vertieft oftmals sogar Beziehungen und daran haben dann beide Parteien Freude."

Es gibt viele ermutigende Geschichten von Menschen, die vermehrte Unterstützung in Partnerschaft und Familie erleben. Ihre Familien haben nach anfänglichem Misstrauen verständnisvoll reagiert und können nun von einem intensiveren Familienleben berichten. Sie haben ein neues Gleichgewicht von Geben und Nehmen gefunden, zum Beispiel durch „Rollentausch".[71]

Kriechen wir doch heraus aus unserem Schneckenhaus, um neu zu wagen, uns auf Beziehungen einzulassen. Vielleicht wollen alte Enttäuschungen erst einmal verarbeitet und losgelassen sein, doch irgendwann ist es an der Zeit, wieder Schritte auf andere Menschen zuzugehen. Wir werden nicht immer positive Erfahrungen machen, aber wir können erhobenen Hauptes auch die Rückschläge aushalten und erleben, wie sich die Spreu vom Weizen trennt. Nach und nach wächst ein Umfeld zusammen, in dem wir bekommen, was wir brauchen, und einbringen, was wir zu geben haben.

Gibt es ganz praktische Hindernisse, die Sie davon abhalten, sich am gesellschaftlichen Leben zu beteiligen? Wagen Sie es ruhig einmal, eine Extrawurst für sich zu beanspruchen. Vielleicht hilft Ihnen schon ein bequemer Sessel statt der harten Stühle, um an einer Veranstaltung teilnehmen zu können. Sie können ihn ja an einer Stelle hinstellen lassen, wo er nicht so auffällt.

Als vollwertiges Glied mit allen unseren Stärken und Schwächen finden wir unseren Platz in der Welt, an dem wir leben und mitgestalten können. Und wir finden die Menschen, die mit uns bangen, hoffen und uns in unserem Ringen beistehen, diesem Kranksein ein lebenswertes Leben abzutrotzen.

Mein Traum

Ich träume von einer Welt, in der jeder Kranke ein beständiges, schützendes, liebendes Umfeld findet. In dieser Welt begreifen wir Schwierigkeiten als Chancen, entdecken uns selbst und gegenseitig neu, definieren Beziehungen neu und entfalten die Schätze unserer Persönlichkeit in der veränderten Lage.

Ich träume davon, dass wir die Menschen nicht einteilen in Starke und Schwache, Erfolgreiche und Versager. Stattdessen sehen wir in jedem Menschen seinen besonderen Wert. Jeder findet mit seinen besonderen Stärken und Schwächen seinen ganz individuellen Platz.

Wenn einer krank wird, ziehen sich andere nicht zurück, sondern überlegen gemeinsam, wie man die Situation meistern kann. Wer chronisch krank ist, freut sich über jeden, der gesund bleibt oder wird; wer gesund ist, versucht Kranke möglichst in Familie, Freundeskreis, Arbeitsleben und Gesellschaft zu integrieren.

Ich träume von einer Welt, in der wir als Partner miteinander leben und unsere Schwächen ehrlich zeigen können, weil das Vertrauen gewachsen ist, dass wir dafür nicht abgewertet werden. Wir müssen keine Masken tragen um zu beweisen, dass wir alles im Griff hätten, weil keine Scham uns voneinander trennt.

In der Bibel finde ich diesen Traum wieder. Er ist Gottes Programm für diese Welt. Schon im Alten Testament finden sich immer wieder gesetzlich verankerte Maßnahmen zum Schutz der sozial Schwachen. Wer nicht durch seine Familiensippe abgesichert war (damals vor allem Witwen, Waisen und Ausländer), wurde besonders berücksichtigt und der Fürsorge der anderen anbefohlen.[72] Als sich die Israeliten nicht daran hielten, sondern das Recht des Stärkeren walten ließen, traten Propheten auf den Plan, die die soziale Ungerechtigkeit anprangerten.[73] Für Krankheiten mit möglicher Ansteckungsgefahr gab es ein klares Verfahren zur sozialen Rehabilitation, um niemanden unnötig von der menschlichen Gemeinschaft fern halten zu müssen.[74]

Jesus machte dann unmissverständlich klar, dass im Zentrum von Gottes Willen die Liebe steht.[75] Gleichnisse wie das des barmherzigen Samariters verdeutlichen drastisch, wie konkret und sozial relevant er das meinte.[76] Im Gleichnis vom Weltgericht zeigt er ein Panorama auf, in dem Gott diejenigen zu sich nimmt, die Kranke und Gefangene besucht und Notleidenden Nahrung und ein Dach über dem Kopf gegeben haben.[77] Die Pharisäer tadelte er oft für ihre religiösen Hierarchien und lehrte sie: „Einer ist euer Meister, ihr aber seid alle Brüder."[78]

Der Apostel Paulus verpackt seine Vision des Zusammenlebens in das Bild des Leibes. Jedes Glied hat eine ganz besondere Aufgabe. Jeder braucht aber auch die anderen Glieder, weil erst der zusammenwirkende Organismus leben und gedeihen kann. Da gibt es kein oben und unten, keine Schubladentrennung in stark und bedürftig, denn oben steht nur Jesus als das Haupt. Jeder ist integrativer Teil vom Ganzen und die vermeintlich schwächeren Glieder werden mit besonderer Ehre versehen.[79]

Die Bibel zeigt uns auch, wie wir zu solchen liebenden Menschen werden können, denn von uns aus werden wir trotz aller Solidaritätsbekundungen, kommunikativer Kniffe und toller Unterstützungsideen schnell an unsere Grenzen geraten.

Aber noch größer als sein Programm ist, was Gott selbst für uns bereithält: Er will uns begegnen und Gutes tun. Ich weiß nicht, ob ich imstande wäre, irgendetwas aus Teil 1 bis 3 umzusetzen, wenn es Teil 4 nicht gäbe.

Anstoß für Kranke

Ich brauche mich nicht zu schämen.

Ich will herausfinden, was ich zu geben habe.

Mit wem könnte ich den Orden basteln oder etwas Ähnliches tun?

Auf welche Menschen möchte ich neu zugehen?

Anstoß für andere Betroffene

Ich will Kranken grundsätzliche Achtung entgegenbringen.

Ich will trennen zwischen dem Kranken und seiner Krankheit.

Gibt es etwas, das ich besonders würdigen möchte?

TEIL 4

GLAUBE & HEILUNG

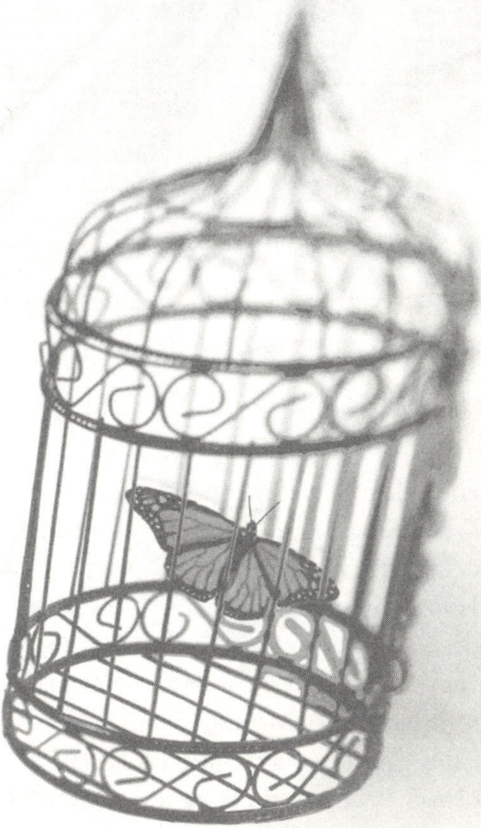

Kapitel 13

Ein Gott (auch) für Kranke

Du bei mir
Quelle meiner Lebensfreude
Du hinter mir
Stärker meines Rückgrats
Du vor mir
Weiser meiner Zuversicht
Du in mir
Geheimnis meiner Kraft
Du um mich herum
Rufer in die Welt
Du unter mir
Träger meiner Seelenlast
Du über mir
Friede meiner Lebenszeit

Heute entdecken immer mehr Menschen, dass zu einem wahrhaft ganzheitlichen Leben auch die Spiritualität gehört. Es gibt eine große Sehnsucht nach transzendenter Erfahrung. Wer mit Krankheit zu kämpfen hat, stellt sich oft noch einmal ganz neu die Frage, ob es „da draußen“ nicht doch noch etwas gibt.

Manche Menschen sagen, dass sie nicht an Gott glauben können, seit sie einen besonders schweren Schicksalsschlag verkraften mussten. Wenn es ihn wirklich gäbe, könnte er so etwas nicht zulassen – und wenn er es doch täte, dann will man mit ihm lieber möglichst wenig zu tun haben.

Ich kenne diese Zeiten, in denen ich an Gott verzweifeln könnte. Es gibt Momente, da ist mir der Glaube keine Hilfe, sondern eine zusätzliche Last. Da wäre es mir lieber, ich wüsste nichts von diesem Gott, der mächtig sein soll und mich liebt und trotzdem nicht in meine gesundheitliche Situation eingreift. Jedenfalls bis jetzt. Das sind immerhin schon fünfzehn Jahre.

Als das CFS bei mir ausbrach, war ich erst kurz zuvor Christin geworden. In den ersten Jahren des Krankseins fand ich immer wieder zurück zu einem Frieden in Gott. Ich konnte ihm vertrauen, denn er hatte so viel anderes Gutes für mich und in mir getan. Doch nach fünf Jahren schien mein Glaubensreservoir wie aufgebraucht. Es hatte sich einfach „ausgetapfert" und ich war nicht mehr bereit, länger mit dieser Situation zu leben. Ich wusste, dass Gott uns nirgendwo ein leidloses Leben versprochen hatte. In Psalm 34,20 hatte David zum Beispiel erkannt: „Vielfältig ist das Unglück der Gerechten." Doch danach heißt es weiter: „Aber aus alledem hilft ihm der HERR." Im Warten auf diese Hilfe war mir die Puste ausgegangen.

Inzwischen sind weitere Jahre vergangen, und ich bin immer noch so krank wie zuvor. Aber Gott ist mehr als der Ausputzer meines Lebens. Mehr und mehr lässt er mich das Leben in Fülle erleben, das er jedem versprochen hat (Johannes 10,10). Ihn zu kennen wiegt vieles auf. Ihn aufzugeben hieße für mich, den Ast abzusägen, auf dem ich sitze.

Glaube im Leid

Ein wichtiger Schritt, wie ich aus meinem Loch wieder herauskam (und immer wieder herauskomme), besteht darin, meine frommen Standards fallen zu lassen und Gott ganz ehrlich meine Gefühle und Gedanken zu sagen.

In der Bibel entdecke ich immer wieder, wie offen große Gottesmänner mit Gott umgegangen sind. Mose hadert mehr als einmal heftig mit seiner Berufung, Jeremia schleudert Gott ganze Abschnitte lang seinen Frust über sein schweres Prophetenamt hin und Hiob beschimpft Gott sogar dafür, dass er ihn überhaupt zur Welt kommen ließ. In den Psalmen finden sich alle Formen von Klagen und Gefühlsausbrüchen. Ich staune darüber, was sich diese Heiligen gegenüber dem allmächtigen Gott rausnahmen, dem sie oft auf so atemberaubende Weise begegnet waren.

Wenn ich es wage, selbst so schonungslos ehrlich zu werden, erlebe ich immer wieder, wie Gott mich annimmt. Ich fühle mich verstanden und geborgen, und oft ist dann der Kanal zum Himmel wieder so weit offen, dass Liebe und Frieden ganz neu fließen können. Das geht tiefer als bei jedem Menschen, weil er mich in der tiefsten Tiefe meines Herzens kennt und berührt – wenn ich es zulasse. Alle Gefühlshygiene, die ich in Kapitel 6 beschrieben habe, bekommt noch einmal eine andere Qualität, wenn ich sie vor dem Angesicht Gottes durchgehe.

Eine Frau aus meiner alten Kleingruppe in der Gemeinde hatte im Gebet einmal den Eindruck, dass Gott mir eine „Kotztüte", wie es sie in Flugzeugen gibt, hinhalten möchte. Doch es ist gar nicht so einfach, die Kurve zu kriegen, mein Innerstes so vor Gott auszubreiten. Oft gehe ich mir doch lieber selbst aus dem Wege. Dann erinnert Gott mich manchmal auf sehr liebevolle Weise daran, dass ich mich bei ihm wirklich „auskotzen" darf.

Das Wunderbare ist, dass er ein ehrliches Herz nie zurückstößt. Er sieht, wie ich es wirklich meine. Er sieht, wenn ich mit meinem Glauben ringe, und es ist ihm tausendmal lieber, wenn ich das mit ihm austrage, als mich klammheimlich zurückzuziehen und meine Beziehung zu ihm verkümmern zu lassen.

Schon Hagar, die Magd im Hause Abrahams, gab ihm den Namen: „Der Gott, der sieht", als sie vor ihrer Herrin floh und Gott ihr in der Wüste begegnete (1. Mose 16,13).

In Psalm 139,3 schreibt David: „Ob ich gehe oder liege – du siehst mich." Das hat mich schon zu Tränen gerührt, wenn ich wieder sehr viel liegen musste und mir einsam und vergessen vorkam. Selbst die Menschen, mit denen ich zusammenlebe, kriegen doch nur einen Bruchteil von meinem Krankheitsalltag mit. Aber Gott sieht alles. Sein Blick ist klar und barmherzig. „Das Auge des Herrn ruht auf denen, die auf ihn vertrauen", heißt es im schon erwähnten Psalm 34. Bei ihm bin ich 24 Stunden am Tag online auf dem Bildschirm.

Wenn Gott sieht, schaut er nicht nur zu, sondern sieht hin und geht mit. „Selig sind, die Leid tragen, denn sie sollen getröstet werden", sagt Jesus in seinen berühmten Seligpreisungen zu Beginn der Bergpredigt (Matthäus 5,4). Es bewegt mich immer wieder aufs Neue, diese sanfte Seite Gottes zu entdecken; wie er tröstet, unsere Hand hält und stets ein Taschentuch bereithält, um Tränen abzuwischen. Manchmal meinen wir, vor Gott besonders gut drauf sein zu müssen. Er ist es ja schließlich auch!

Aber anscheinend hat er mit unseren Schwachheiten viel weniger Probleme als wir selbst. Er hat uns aus Staub gemacht, unser Leib ist hinfällig, ein „zerbrechliches Gefäß" (2. Korinther 4,7). Wenn wir das doch bloß begreifen würden: Nicht wir sind stark, sondern er! Paulus schreibt sogar davon, dass Gott in unserer Schwachheit besonders zum Zuge kommen kann (2. Korinther 12,9–10). Unsere Stärke verleitet uns oft dazu, uns etwas auf uns selbst einzubilden und uns hoffnungslos zu überschätzen. Aber es gibt einen Punkt, an dem Gott ein für allemal klargemacht hat, dass wir uns nicht selbst retten können: am Kreuz.

Jesus, der Schmerzensmann

Wenn wir noch Zweifel hegen, ob Gott wirklich zu so etwas „Menschlichem" wie Mitleid fähig ist (ist dieses personalisierte Reden von Gott nicht eine Zumutung an aufgeklärte Menschen, wittern sie nicht längst dahinter eine Feuerbach'sche Projektion?), sehen wir uns doch einmal an, wo der verborgene Gott sich am deutlichsten gezeigt hat: in der Person Jesu.

Wie er sich unser Zusammenleben vorstellte, haben wir schon am Ende von Kapitel 12 gestreift: Liebevolles Dienen untereinander soll uns bestimmen. Dass das auch für die „Chefs" gilt, demonstrierte er sein ganzes Leben hindurch, wenn er Kranken diente und sich jedem zuwandte, der auf ihn zukam, seien es Geistliche oder Zöllner, Prostituierte, Ausländerinnen oder Kinder. Ein besonders starkes Symbol für diese Lebenseinstellung ist die Fußwaschung: Als er mit seinem Jüngerkreis in ein Gasthaus kam, überließ er es nicht dem Personal, die staubigen Füße der Reisenden zu waschen, sondern nahm kurzerhand selbst die Schüssel. Er kniete sich zu den Füßen seiner Schüler und Freunde hin (Johannes 13,1–15), um ihnen diesen „niederen Dienst" zu tun.

Was sie dort noch nicht ahnten: Nur wenige Stunden später würde er sein komplettes Leben hingeben. Denn schon in derselben Nacht wurde er gefangen genommen, ihm wurde ein äußerst fadenscheiniger Prozess gemacht und er wurde schließlich von jüdischer und römischer Obrigkeit mit vereinten Kräften zum Tode verurteilt. Offiziell wegen Gotteslästerung (weil er behauptet hatte, er sei Gottes Sohn), inoffiziell wegen unerträglicher Konkurrenz zum jüdischen Establishment und der ungeheuerlichen Herausforderung, die sein Selbstanspruch darstellte. Den Messias hatte man sich doch etwas anders vorgestellt: stärker, mächtiger, nicht auf einem Esel reitend, sondern die verhasste römische Besatzungsmacht verjagend.

Nun wurde er gepeinigt und ans Kreuz genagelt. Er musste alle Sorten von Schmerzen erdulden: physische Schmerzen der Geißelungen und die unüberbietbare Pein einer Kreuzigung, aber auch die psychischen Qualen des Hasses seines Volkes und seiner Einsamkeit in dieser schweren Stunde. Und dann der Schrei: „Mein Gott, mein Gott, warum hast du mich verlassen?" (Matthäus 27,46)! Es ist schwierig zu sagen, ob Jesus wirklich vom Vater verlassen *war*, aber zumindest fühlte er sich so.

Erst als seine Grabhöhle am dritten Tag auf einmal leer war und er danach den verschiedensten Menschen als der Auferstandene begegnete, begriffen die Jünger, was hier eigentlich passiert war. Hatte es im Alten Testament nicht genügend Andeutungen gegeben, dass der Messias leiden und Gott ein Opfer vorbereiten würde, das alle Tieropfer ein für alle Mal ablösen würde? Nun verstanden sie, dass sein Tod keine Niederlage gewesen war, die seine Mission als Messias abrupt beendet hätte, sondern dass in diesem Sterben sein eigentlicher Auftrag erfüllt wurde: das Opfer für die Sünden der Welt zu bringen, das für Zeit und Ewigkeit Bestand hat.

Sind es nicht gerade auch Krankheiten, die uns vor Augen führen, wie kaputt diese Welt wirklich ist? Nach den Berichten der Bibel hatte Gott es am Anfang anders geplant. Seine Schöpfung war vollkommen gewesen und hatte die Note *sehr gut* erhalten. Doch der Bruch zwischen dem ersten Menschenpaar und Gott, der im Sündenfall geschah, brachte viel Not in die Welt der Menschen: Unheil, Bosheit und Tod. Alles hat seinen Ausgang in der Trennung von Gott, und genau dies meint das Wort „Sünde“.

Nun hatte Jesus mit seinem Tod die endgültige Lösung geschaffen für das Problem der Sünde. Doch damit ist – wie leider unschwer festzustellen – noch nicht alles geritzt. Wir hegen weiterhin viel Dunkles, Sündhaftes in uns, wir werden krank und sterben eines Tages. Jesus hatte es vorher erklärt: Das Reich Gottes bricht mit ihm an, aber es wird erst später vollendet. Der Himmel bricht durch, in Wundern und Begegnungen mit Gott, im Leben mit Jesus und der Verbindung mit dem Heiligen Geist. Aber die alte kaputte Welt besteht weiter in ihren Strukturen. Wir haben hier noch nicht den Himmel auf Erden. Peter Hahne, der Fernsehjournalist, sagt es ganz drastisch: „Gott kam nicht, um uns zu verwöhnen, sondern um uns zu versöhnen.“[80]

Unsere Identität in Gott

Als Versöhnte können wir mit dem großen Schmerzensmann leben. Im Kreuz hat Gott sich endgültig mit der Menschheit verbunden. Wer sich zu dem Kreuzestod Jesu stellt und bekennt, dass Jesus dort auch für ihn mitgestorben ist, wird in Gottes Dimension hineingenommen und kann in einer lebendigen Beziehung zu ihm stehen. Der geheimnisvolle Kanal, durch den diese Beziehung läuft, ist der Geist Gottes. Jesus hatte gesagt, dass er gehen müsse, damit der Geist kommen könne (Johannes 16,7 u.a.) – übrigens nennt er ihn an dieser Stelle den „Tröster"!

Dieser Geist sagt uns, wer wir nun sind: Kinder Gottes (Römer 8,16) und Geschwister Jesu. Wir gehören zu ihm und niemand kann uns aus seiner Hand rauben (Johannes 10,28). Das bringt eine völlig neue Dimension ins Leben. Gleichzeitig begreifen wir tiefer, wer wir wirklich sind, denn der Gott, mit dem wir es nun zu tun haben, hat uns auch geschaffen. Er dachte sich unser individuelles Schmetterlingsmuster aus, ließ uns aus unserem Kokon schlüpfen und führte uns auf die Blumenwiese. Keiner weiß so gut wie er, dass sich unter der Schicht von Staub und Schmutz die verknitterten Flügel von Schmetterlingen verbergen.

Wenn unser Identitätsgefühl in sich auch brüchig sein mag, so finden wir hierin den wahren Anker: Er hat uns gewollt und liebt uns bis heute. Er kennt den guten Plan hinter jedem von uns, unsere Individualität ist sein Wunsch und Werk. Jenseits aller Verwirklichung unseres Potentials steht unsere Identität unumstößlich fest: seine geliebten Geschöpfe und – wenn wir uns von ihm adoptieren lassen – seine geliebten Kinder. Das verleiht unserem Leben einen tieferen Sinn, als es unsere selbst gesteckten Ziele je sein könnten.

Geistliches Leben

Mit dem Stichwort „Geistliches Leben“ verbinden wir normalerweise Dinge wie Bibellesen und Beten („Stille Zeit“ halten) oder Gemeindeveranstaltungen besuchen. Wenn wir sehr krank sind, kann uns das alles erschwert sein. Viele Christen stellen irgendwann einmal fest, dass das, was dazu dienen sollte, mit dem Geist Gottes zu leben, zu einem Selbstläufer geworden ist und sie sich abmühen, um alle Aktivitäten abhaken zu können. Geistliches Leben ist zur Leistung geworden, die wir erbringen müssen. Krankheit ist *einer* der Äste, die uns in die Speichen geraten und unser leistungsbetontes Christsein auf den Kopf stellen können. Gehen wir also *back to the roots* – hin zum Kreuz.

Hier darf ich einfach sein. Jesus tut alles, ich darf empfangen. Das geht auch, wenn ich im Bett liege. Manchmal bin ich zu erschöpft zum Beten, geschweige denn Lobpreis zu machen (Loblieder für Gott singen) oder mich mit geistlichen Gedanken zu beschäftigen. Dann sage ich zu Gott: „Ich kann leider nur hier liegen und dösen – dann liege ich eben für dich im Bett!“ Auf geheimnisvolle Weise kommt dann in solchen Momenten ein Licht in meine Ödnis. Im Kreuz finde ich irgendwie mein Leben verborgen; ich spüre: Jesus hat sich mit mir identifiziert und leidet in der Tiefe mit, ich bin nicht allein. Vieles an mir liegt gerade brach, aber es ist noch da. Gott wird es zu gegebener Zeit wieder hervorsprießen lassen. Wenn ich ihm mein Vertrauen ausspreche und mich in ihm berge, kann er mich in allen Selbstzweifeln und Frustanfällen beschützen.

Es ist für mich wie eine Tankstelle: Wenn mir Zeit und Kraft wie Sand zwischen den Fingern zerrinnen, aufgerieben zwischen den Mühlsteinen meines kranken Körpers, gehe ich zum himmlischen Tankwart und sage: „Einmal Herz volltanken bitte!“ Er blättert in seinem Buch und schaut lächelnd auf: „Dein Konto bei uns ist unbegrenzt.“ Auf dem Bon steht das Gleiche wie immer: „Wenn auch euer äußerer Leib verfällt, so wird doch euer innerer erneuert von Tag zu Tag“ (2. Korinther 4,16). Dieser „innere Mensch“ bekommt immer wieder neue Spannkraft.

Wir können vielleicht für Gottes Reich nicht besonders aktiv sein, doch wir können die Zeit nutzen, um Gott ganz speziell an unserem Herzen wirken zu lassen. Letztlich schlagen wir uns doch alle mit den gleichen Dingen herum. Es gibt immer genug Herzensstoff, auch wenn in unserem Alltag äußerlich vielleicht nicht viel passiert – Bitterkeit und Resignation, die sich heranschleichen wollen, oder Neid und Groll, die sich allmählich einnisten. Hier werden die wahren geistlichen Schlachten geschlagen.

Wenn wir aus dem normalen Alltagstreiben herausgenommen sind, kann uns das auch Zeiträume eröffnen, um verstärkt für andere zu beten. Ich habe darin keine große Ausdauer, erst recht nicht, wenn ich erschöpft bin. Aber ich habe eine Freundin, die selbst in Zeiten, wo sie kaum selbst zur Toilette kommt, noch jeden Tag für andere betet – mich eingeschlossen. Das ist mir unheimlich viel wert!

Gottes Hilfe erleben

Gottes Hilfe kann ganz praktisch aussehen. Wie oft habe ich es schon erlebt, dass ein Parkplatz in erlaufbarer Nähe frei wurde. Im Studium habe ich die verrücktesten Dinge erlebt: Meine Stundenpläne ließen sich so fügen, dass ich nicht frühmorgens senkrecht starten musste, und vor Prüfungen hatte ich im Gebet manchmal Ahnungen, was drankommen würde und was nicht. Wahrscheinlich darf man das gar nicht zu laut sagen, aber eine Einserprüfung in den Bibelsprachen trotz 38 Grad Fieber ist auf diese Weise zustande gekommen. Ich hatte in der Nacht vorher den Eindruck, dass ein ganz bestimmter Bibeltext zur Übersetzung vorgelegt würde, und so las ich ihn mir auf Deutsch (normalerweise liest man vor Sprachprüfungen keine deutschen Bibeltexte, weil ja theoretisch sehr viel Verschiedenes drankommen könnte) sorgfältig durch. Als dies dann tatsächlich der Prüfungstext wurde, war ich natürlich bestens vorbereitet.

Ich erlebe es immer wieder, wie Gott an meinen Umständen absolute Maßarbeit leistet. Viele kleine Gebetserhörungen habe ich leider vergessen, aber manches wäre ohne sie nicht möglich gewesen. In meiner körperlichen Schwachheit bin ich oft noch viel existenzieller darauf angewiesen, als wir es sowieso schon in so vielen Lebensbereichen sind. Andererseits passiert es mir so gut wie nie, dass ich auf einmal mehr Kraft habe als sonst. Auch wenn ich etwas Anstrengendes doch noch erledigen kann, folgt hinterher zuverlässig die „Rechnung“, die mich umso erschöpfter zurücklässt. Auf der körperlichen Ebene bekomme ich normalerweise kein Milligramm geschenkt. (Dass das auch anders geht, werden wir in Kapitel 15 sehen.)

Gott hilft uns auch, unsere Beziehungen ins Reine zu bringen. Alle Kommunikation, Anerkennung und Unterstützung wird uns nicht davor bewahren, verletzt zu werden, gerade auch durch unsere besondere Situation. Wir können frei werden von den Verletzungen, wenn wir bereit sind, unseren Groll loszulassen und unsere Ansprüche auf Vergeltung aufzugeben. Genau das ist Vergebung. Jesus hat nicht nur alles getan, um uns zu vergeben, er möchte auch, dass wir diese Vergebung weitergeben – zu unserem eigenen Wohl.

Christen im Gesundheitswesen betonen bei ihren Wochenenden für Kranke und Angehörige immer wieder, wie wichtig es ist, denen zu vergeben, die uns in unserer Krankheitsgeschichte verletzt haben. Sonst blockieren wir uns selbst, unsere Beziehungen und womöglich auch unsere Gesundung. Ich war damals sehr beeindruckt, als Georg Schiffner, selbst Internist, von der Realität sprach, dass sich Ärzte oft an uns versündigen, wenn sie uns nicht so behandeln, wie es angemessen wäre. Dann stellte er sich vor uns hin und sagte: „Ich bitte Sie im Namen meiner Kollegen um Vergebung!“ Später kniete ich lange an dem Kreuz, das vom Team an der Seite aufgebaut worden war. Sie teilten Steine und Dornen aus, die wir in die Hand nehmen konnten, um die Verletzungen spüren zu können, die uns zugefügt worden waren. Diese Steine und Dornen konnten wir nun zum Kreuz bringen, dort niederlegen – und dort lassen! Ich habe lange geweint. Es war wie eine lange Kette von schmerzhaften Erfahrungen, die sich zu einem Berg aufgetürmt und auf mir gelegen hatten. Es tat so gut, sie abzugeben.

Hört sich das ein bisschen nach einem besonders großen Weihnachtsmann an? Wer so denkt, unterschätzt wohl die Eigensinnigkeit seines Herzens. Sich Gott so anzuvertrauen, geschieht nicht automatisch, es ist jeden Tag neu ein aktiver Schritt, eine kleine Entscheidung dafür, zu sagen: „Ja, *du* bist der Herr!" Wir sind frei darin, wie wir unser Leben mit ihm gestalten, solange wir ihm die Ehre geben. Manchmal spüre ich, wie dieser Punkt umkämpft ist. Ich darf ungemütliche Gefühle ausdrücken, ich darf mit Gott hadern, ich darf mich zurücklehnen und muss mich nicht abstrampeln, aber meine Anbetung gehört ihm! An diesem Punkt gibt es keine Kompromisse.

Ein ganz eigener Maßstab

Wir brauchen uns nicht abzumühen, um krampfhaft noch etwas zu finden, was wir für Gott tun könnten. Wir brauchen niemandem nachzueifern, weil Gott uns mit niemandem vergleicht. Ich finde es immer wieder sehr beruhigend, dass es kein irgendwie geartetes „Normalmaß" gibt, das ich nach Möglichkeit erfüllen sollte. Besonders deutlich wird mir das am Gleichnis von den anvertrauten Pfunden (Matthäus 25,14ff., Lukas 19,12ff.): Ein Fürst vertraut seinen Bediensteten unterschiedlich große Beträge zur Verwaltung an. Später vergleicht er nicht die Summen miteinander, die seine Leute jeweils erwirtschaftet haben, sondern die jeweilige Ausgangssumme mit ihrer Endsumme. Jeder wird für das gelobt, was er aus seinem Kapital gemacht hat. Jeder wird an einem ganz eigenen Maßstab gemessen, dessen Maßeinheiten nur Gott kennt, denn nur er kennt alle unsere Ausgangsvoraussetzungen.

Auch im großen Liebesgebot lese ich es: „Liebe den Herrn, deinen Gott, von (deinem) ganzen Herzen, von (deiner) ganzen Seele und mit all deiner Kraft!“ (5. Mose 6,5 u.a.) Gott ist wirklich gerecht. Er sucht nicht unsere Leistung, sondern unsere Liebe.

Krankheit kann uns vieles nehmen, aber sie kann uns nicht unserer Chance berauben, mit Gott zu leben. Sein Kind sind und bleiben wir. Der Schmetterling, der in den Käfig gesperrt wurde, ist von vielem abgeschnitten, aber dieser Käfig kann ihm zur Klosterzelle werden – in seiner unnatürlichen Begrenzung ein Ort, an dem der Herr des Himmels und der Blumenwiese ihm auf besondere Weise begegnet.

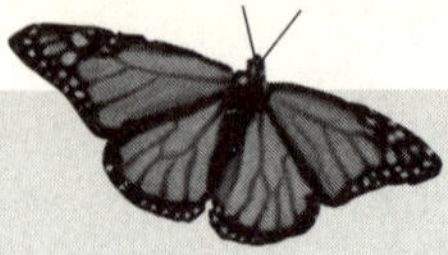

Anstoß für Kranke

In meinem Leid will Gott mir ein Halt sein.

Ich kann mich an das Kreuz Jesu halten, in dem mein Leben verborgen liegt.

Ich darf mein geistliches Leben so gestalten, wie es zu meinen Umständen passt.

Eiserne Ration
für kranke Bibelleser

Lass dir an meiner Gnade genügen. Denn gerade in deiner Schwachheit kann sich meine Kraft an dir besonders zeigen.

2. Korinther 12,9

Darum geben wir nicht auf. Wenn auch der äußere Mensch verfällt, so wird doch der innere von Tag zu Tag erneuert.

2. Korinther 4,16

„Kommt her zu mir alle, die ihr mühselig und beladen seid. Ich will euch erquicken."

Jesus in Matthäus 11,29

Werft euer Vertrauen nicht weg, welches eine große Belohnung hat.

Hebräer 10,35

Jesus machte viele Kranke gesund, wie es Jesaja vorhergesagt hatte: „Er nahm unsere Leiden auf sich und trug unsere Krankheiten."

Matthäus 8,17

Ich weiß wohl, was für Gedanken ich über euch habe; Gedanken des Friedens und nicht des Leides, dass ich euch gebe Zukunft und Hoffnung.

Jeremia 29,11

Auch dem, der treu zu Gott steht, bleiben Schmerzen und Leid nicht erspart; doch aus allem befreit ihn der Herr.

Psalm 34,20

Betet füreinander, damit ihr geheilt werdet. Das Gebet eines Menschen, der Gott ernst nimmt, hat große Kraft.

Jakobus 5,16

Die ihre Hoffnung
auf Gott setzen,
schöpfen neue Kraft,
dass sie auffahren
wie Adler und nicht
müde werden.

Jesaja 40,31

Gott ist unsere
Zuversicht und Stärke,
eine Hilfe in den
großen Nöten,
die uns getroffen haben.

Psalm 46,2

Ich bin der Herr,
dein Arzt.

2. Mose 15,26

Ich lebe,
und ihr sollt auch leben.

Johannes 14,19

Wohl denen, die dich
für ihre Stärke halten und
von Herzen dir nachwandeln!
Wenn sie durchs
dürre Tal gehen,
brechen Quellen dort hervor.
Sie gehen von einer
Kraft zur anderen
und schauen
den wahren Gott.

Psalm 84,6-8

Dennoch bleibe ich stets
bei dir. Denn du hältst mich
bei deiner rechten Hand,
du leitest mich nach
deinem Rat und nimmst mich
am Ende mit Ehren an.
Mögen mir auch Leib und
Seele verschmachten,
so bist du doch meines
Herzens Trost und Teil.

Psalm 73,23.24.26

Selig sind,
die Leid tragen;
denn Gott wird sie trösten.

Matthäus 5,4

Täglich trägt Gott
unsere Lasten.
Er ist unsere Hilfe.

Psalm 68,20

Kapitel 14

Mein Freund Hiob

Mann im Staub
Wie kannst du behaupten
Dass es nicht an dir liegen kann?
Wie kannst du dein Herz
So hemmungslos vor Gott ausschütten?
Wie kannst du deinen Freunden
So leidenschaftlich widersprechen
Da ihre Argumente doch schließlich
So theologisch fundiert sind?
Wie kannst du dir so sicher sein
Dass dein Erlöser lebt
Und für dich eintreten wird?
Mann im Staub
Wie kann ich lernen von dir?

Wenn wir Schweres erleben, kann das viele Fragen aufwerfen: „Wie konnte es so weit kommen?“, „Warum gerade ich?“ oder „Wie kann Gott das zulassen?“ Wir können Gott im Leid erfahren, aber unser Intellekt braucht auch Antworten auf diese bohrenden Fragen. Diese Antworten sind oft nicht logischer Natur, im Sinne von *weil/damit*. Aber wir können doch die Hintergründe dieser Fragen ausloten und in unserem Geist zur Ruhe kommen.

Als mein Bruder vor ein paar Jahren bei einem Lawinenunglück ums Leben kam, gab mir der Pastor vor Ort einen wertvollen Rat mit: „Versuche, dich nicht auf die Frage nach dem Warum zu versteifen. Es wird sein, als würdest du an einer verschlossenen Tür rütteln." Dieses Bild war sehr wichtig für mich. Es gibt ein Zimmer hinter der Tür. Die Frage nach dem Warum ist nicht idiotisch. Aber wenn ich hier und jetzt auf einer Antwort beharre, mache ich mich verrückt und hänge an dieser Tür fest. Davon, dass ich mit aller Kraft dagegen anrenne, wird sie sich nicht öffnen. Doch es ist etwas hinter dieser Tür, und Gott kennt es!

Diesen Fragen stellt sich in der Bibel ein ganzes Buch: Hiob. Für mich ist es eines der erstaunlichsten des Alten Testaments. Anders als bei allen anderen biblischen Büchern gibt es keinen Anhaltspunkt dafür, wie es zeitlich und geschichtlich einzuordnen ist. Es liefert keinen Beitrag zum roten Faden der Geschichte Gottes mit seinem Volk, sondern hat nur ein einziges Thema: Ein Mensch im Leid.

Es tut mir gut, an diesen 42 Kapiteln zu sehen, dass der Glaube an Gott dieses Thema nicht ausklammert. Ich finde in Hiob einen Gefährten, der mich in die Abgründe einer leidenden Seele schauen lässt. Vieles davon finde ich in mir wieder. Hiob zeigt mir, wie man damit umgehen kann und wie Gott darauf reagiert. In seinem Buch wird einmal der Vorhang zu diesem geheimnisvollen Zimmer gelüftet, das sonst abgeschlossen ist. Ich nenne Hiob meinen Freund, weil er mir Mut macht, durchzuhalten und auf ein gutes Ende zu hoffen.

Hiobs Geschichte

Hiob ist ein sehr wohlhabender Mann mit einem gut gehenden „Geschäft" (Viehherden) und einer intakten Familie. Doch von einem auf den anderen Tag wird ihm alles genommen: Auf einem Fest kommen alle seine Kinder auf einen Schlag ums

Leben, und nach Überfällen und Naturkatastrophen sind seine Herden vernichtet und damit sein Vermögen verloren. Wie furchtbar! Doch wie reagiert Hiob? „Herr, du hast mir alles gegeben, du hast mir alles genommen, dich will ich preisen!" (Hiob 1,21)

Damit provoziert er einen weiteren Angriff auf sein Leben, diesmal auf seine Gesundheit. Denn hinter dem plötzlichen Unglück steht der Feind Gottes, dem Hiobs Gottesfurcht ein Dorn im Auge ist. Satan war vor Gott getreten und hatte ihn mit der Behauptung gereizt, dass Hiob ihm nur dienen würde, weil er ihm so viel Gutes zukommen ließe. Würde sich sein Schicksal wenden, wäre sein Lob schnell dahin. Nachdem Hiob also – ohne es zu ahnen – die erste Probe bestanden hat, wird er am ganzen Körper von schrecklichen Geschwüren überfallen. Sein Leben ist nicht mehr auszuhalten. Jetzt fällt ihm sogar seine Frau in den Rücken: „Sag Gott ab und stirb!" (Hiob 2,9) Aber obwohl er nichts von dem himmlischen Drama weiß, lässt Hiob sich nicht von seinem Glauben abbringen.

Dann bekommt er Besuch von Freunden. Sie wollen ihn trösten, doch ihr Zusammensein entwickelt sich immer mehr zum Streitgespräch. Hiob klagt über sein unerträgliches Leid. Seitenlang können wir Sätze lesen wie: „Mein Leben ekelt mich an ... warum hast du mich aus meiner Mutter Leib kommen lassen?" (Hiob 10,1.18) Seine Freunde sind überzeugt davon, dass dahinter eine persönliche Schuld Hiobs stehen muss, denn Gott ist gerecht. Mit dem Rücken zur Wand besteht Hiob weiterhin darauf, dass er keine Schuld an sich finden kann, die eine solche Behandlung rechtfertigen würde. Immer verzweifelter fragt er Gott, warum ihm dies alles zustößt.

Schließlich ergreift Gott das Wort (Kapitel 38–41). Doch anstatt ihm eine Antwort auf seine Fragen zu geben, stellt er Hiob Gegenfragen: „Wo warst du, als ich die Erde gegründet habe?" (Hiob 38,4) usw. In einem Gang durch Flora, Fauna, Geologie und Klimatologie führt er Hiob den unendlich großen Abstand zwischen ihm, dem Schöpfer der Welt, und dem kleinen Menschen Hiob vor Augen. Er endet mit den Worten: „Willst du weiter mit mir streiten?“ (Hiob 40,2) Aber Hiob hat verstanden: „Herr, ich bin zu gering“ (Hiob 40,4). Nun hat er also immer noch keine logische Erklärung für sein Schicksal, aber jetzt, da er Gott persönlich begegnet ist, ist alles anders: „Ja, es ist wahr, ich habe von Dingen geredet, die ich nicht begreife. Ich kannte dich nur vom Hörensagen, jetzt aber habe ich dich mit eigenen Augen gesehen!“ (Hiob 42,3.5)

An diesem Punkt ist die Prüfung vorbei. Der Satan hat seine Wette verloren, Hiob ist Gott im Elend treu geblieben. Trotz allem ist Gott seine einzige Hoffnung geblieben, sodass er einmal sogar sagt: „Ich weiß, dass mein Erlöser lebt“ (Hiob 19,25). „Ich selbst werde ihn sehen, danach sehnt sich mein Herz“ (Hiob 19,27). Nun wendet sich sein Schicksal wieder zum Guten. Er wird gesund, zeugt weitere zehn Kinder, und seine Viehherden wachsen erneut stark an. Am Ende ist er reicher als je zuvor und lebt viele Jahre in Glück und Frieden. Als Ururopa stirbt er „alt und lebenssatt“.

Das Geschwätz der frommen Freunde

Den größten Raum des Buches nehmen die Gespräche Hiobs mit seinen Freunden ein (Kapitel 3–37). In langen Redeblöcken wird die Auseinandersetzung entfaltet. Dabei hatten die Freunde zunächst eine ganze Woche lang nur geschwiegen. Sie waren gekommen, um Mitgefühl zu zeigen, und spürten seinen großen Schmerz (Hiob 2,11–13). Doch als Hiob nach einer Woche beginnt, sein Leiden in Worte zu fassen, können sie seine Klagen nicht stehen lassen. So entspinnt sich ein Rededuell – auf der einen Seite Hiob, auf der anderen Seite die Freunde, die nacheinander alle in die gleiche Kerbe schlagen.

Alle, auch Hiob, gehen von der theologischen Grundüberzeugung aus, dass Gott gerecht ist und deswegen großes Leid eine Folge von persönlicher Schuld sein muss. Nun ist ihre fromme Logik herausgefordert: Was ist mit Hiob los? Die Freunde ziehen den messerscharfen Schluss, dass in seinem Leben etwas nicht in Ordnung sein kann. Hiob weist das von sich, beteuert immer wieder seine Unschuld (Kapitel 27, Kapitel 31). Doch damit weist er Gott den schwarzen Peter zu, und das können die Freunde nicht hinnehmen. „Gott ist doch gerecht und viel größer als du!" Sie werden immer ärgerlicher, als Hiob sich nicht belehren lassen will, sondern „stur" auf seiner Selbsteinschätzung beharrt.

Hiob reagiert nun immer zynischer: „Ihr habt wohl die Weisheit für euch gepachtet!" (Hiob 12,2) „Das habe ich doch alles schon x-mal gehört!" (Hiob 16,2). Die Freunde übernehmen die Rolle des Anwalts Gottes und merken gar nicht, wie sie damit immer unbarmherziger und selbstgerechter werden. Am Schluss platzt dem jüngsten Freund der Kragen (Kapitel 32–37). Er ist wütend auf Hiob, weil der sich für gerechter hält als Gott und meint, ihn herausfordern zu können. Immer vermessener ruft Hiob Gott zum direkten Rechtsvergleich auf.

Eine vertrackte Situation! Beide Seiten kann man gut nachvollziehen. Der Unterschied zwischen ihnen liegt darin, dass Hiob aus existenzieller Betroffenheit heraus redet, während die Freunde nur theologische Lehrsätze miteinander kombinieren. Als sich beide Seiten immer mehr auf ihre Position versteifen, mag sich der Leser fragen, was sich zu der Zeit wohl im Himmel abspielt. Tatsächlich geht Gott auf die Streithähne ein und macht gründlich klar, auf wessen Seite er hier steht: auf Hiobs! (Kapitel 42)

Nachdem er Hiob die Relationen zwischen ihnen beiden klar gerückt hat und dieser seine Anklage aufgegeben hat, geschieht das Verblüffende: Gott stellt sich völlig hinter ihn und verweist seine vermeintlichen Verteidiger in ihre Schranken. Dabei hatte sich vieles aus ihrem Munde doch richtig gut angehört, geradezu spruchkartentauglich. Doch in Gottes Augen hat Hiob die Wahrheit geredet, sie nicht. Er nennt Hiob „meinen Diener“, die Freunde hingegen, die meinten, Gott so genau zu kennen, bekommen nun seinen Zorn zu spüren. Hiob muss für sie beten, damit ihr Verhältnis zu Gott wieder in Ordnung kommt.

Worin haben sie denn „nicht die Wahrheit“ geredet? Indem sie aus ihren theologischen Dogmen schlossen, Hiob müsse Schuld auf sich geladen haben. Ihre Erkenntnisse waren gar nicht so falsch, aber sie beschränkten sich auf nur einen Ausschnitt der Realität. Von den Vorgängen zwischen Gott und Satan wussten weder sie noch Hiob. Einen ultimativen Schluss, der in der Verurteilung Hiobs mündete, hätten sie nicht ziehen dürfen.

Die *Moral von der Geschicht'* ist unübersehbar: Vorsicht vor unerbittlich frommer Logik! Gott lässt sich in kein Schema pressen, seine Gerechtigkeit lässt sich nicht verrechnen. Wer ehrlich nach ihm sucht und sich trotz aller Schrecken nicht von ihm abhalten lässt, wird bei Gott auf offene Ohren treffen, auch wenn er zwischendurch einmal danebenliegen mag. Wer einem anderen im Leid wirklich beistehen möchte, sollte ihn nicht mit seiner Sicht der Dinge in die Ecke treiben, sondern wirklich *bei* ihm stehen. Wir sind nur Menschen, die zu viele Faktoren aus dem großen Spiel gar nicht kennen.

Wer ist schuld?

Uns mag es heute seltsam anmuten, dass Hiob und seine Freunde so sehr um das Thema der Gerechtigkeit kreisen. Viele haben sich damit abgefunden, dass das Schicksal eben blind ist und man nie weiß, was man im Leben bekommt. Doch ich glaube, dass uns im Verborgenen diese Dimension bewusster ist, als wir zugeben mögen. Sehnen wir uns nicht nach einem Ausgleich, wenn Elend zum Himmel schreit? Ahnen wir nicht angesichts schwerer Schicksalsschläge, dass es mehr gibt als Zufall und Ursachen? Selbst eine Bekannte von mir, die sich immer streng atheistisch gibt, fing auf einmal an, von *Schicksal* zu sprechen, als eins ihrer Kinder zu Tode gekommen war. Sie hatte irgendwie das Gefühl, dass das alles kein blindes Geschehen gewesen sein konnte.

Zu Hiobs Zeiten ging man selbstverständlich davon aus, dass Gott im persönlichen Schicksal seine Hand mit im Spiel hatte. War Gott aber schuld an Hiobs Elend, dann musste es einen guten Grund dafür geben. Also musste Hiob letzten Endes selbst schuld sein. Das ist die fromme Variante des Schwarzer-Peter-Spiels. Hiob konnte selbst nicht anders denken, als dass Gott ihn für etwas bestrafen will. Deshalb fragt er ihn immer wieder: Was habe ich denn getan, wo habe ich mich so schwer versündigt?

So völlig daneben lag er damit gar nicht: Nach dem Bild der Bibel stehen Leiden und Krankheit in engem Zusammenhang mit dem Ursprung und Wesen des Bösen. Im Sündenfall bricht das in die Welt hinein, was im Paradies unvorstellbar gewesen war. Krankheit existiert überhaupt nur, weil wir jenseits von Eden leben. Im Laufe des Alten Testaments wird Krankheit immer wieder als Strafe für die Sünde von Einzelpersonen oder Völkern beschrieben.[81] Dennoch lässt sich an vielen Stellen ablesen, dass es auch andere tiefere Ursachen für Krankheit gab, zum Beispiel eine spezielle „Erziehungsmaßnahme“ Gottes oder einfach die grundlegende Einbindung jedes Menschen in die gefallene Welt.

Der schwarze Peter, wie ihn die Freunde herumschieben, ist eine grobe Vereinfachung der biblischen Sicht von Krankheit. Das Buch Hiob lässt uns einmal hinter die Kulissen blicken. Plötzlich sehen wir, dass es noch ganz andere Zusammenhänge gibt als nur die zwischen Menschen und Gott: Der Feind Gottes ist aktiv. Man sollte sicher auch aus Hiobs Geschichte kein Modell für alle Zeiten machen, aber es wird doch überdeutlich, dass das Entscheidende nicht im Menschen vorgeht, sondern zwischen Gott und dem Widersacher. Dieser will Hiob zu Fall bringen – gerade wegen seiner Treue zu Gott. Für jeden Schritt der Versuchung muss er bei Gott extra vorstellig werden, um sich die Erlaubnis einzuholen. Jedes Mal begrenzt Gott das Angriffsfeld klar und deutlich: Erst darf er Hiobs Besitz anrühren, aber nicht ihn selbst (Hiob 1,12), dann darf er auch seinen Körper schlagen, aber sein Leben nicht antasten (Hiob 2,6). Der eigentliche Verursacher ist also der Teufel, Gott ist der „Erlaubnisgebende".

Jesus greift den allgemeinen Zusammenhang zwischen Sünde und Krankheit wieder auf, wenn er Menschen in einem Atemzug heilt und ihnen die Sünden vergibt. Andererseits grenzt auch er sich klar ab von einem Denken, das jeder persönlichen Krankheit eine persönliche Sünde zuordnet. „Wer ist schuld?" – die gleiche Frage stellen ihm die Leute, als er einem Blinden begegnet: „Wer hat gesündigt, dieser oder seine Eltern, dass er blind geboren ist?" (Johannes 9,2). Nach ihrem Denken musste für individuelle Krankheit auch eine individuelle Sünde als Ursache vorliegen. Wieder wird der schwarze Peter herumgeschoben. Aber Jesus macht diesem Spiel ein Ende und zeigt eine völlig neue Perspektive auf: „Weder er hat gesündigt noch seine Eltern, sondern es sollen die Werke Gottes offenbar werden an ihm" (Johannes 9,3). Niemand ist schuld, sondern Jesus hat mit dieser Krankheit ein Ziel. Er will Gott offenbaren, indem er ein großes Wunder vollbringt.

Warum lässt Gott das zu?

Das ist die klassische Theodizeefrage[82]: Ist Gott wirklich gerecht, wenn er so viel Leid zulässt, und das oft ohne erkennbaren Grund? Und wenn er tatsächlich gerecht ist, warum tut er es dann?

Auch auf diese Frage wirft das Buch Hiob ein äußerst interessantes Licht. Fragen wir einmal andersherum: Was wäre denn passiert, wenn Gott es nicht zugelassen hätte? – Dann hätte der Teufel mit seiner Behauptung Recht behalten!

Es hatte ihn gereizt, dass Gott so begeistert von Hiob sprach. „Hast du meinen Knecht Hiob gesehen? Seinesgleichen ist nicht auf Erden, fromm und rechtschaffen, gottesfürchtig und meidet das Böse." Seine Antwort war gewesen: „Meinst du, dass Hiob Gott umsonst fürchtet? Strecke deine Hand aus und taste alles an, was er hat – er wird dir ins Angesicht absagen!" (Hiob 1,9–11) Darum geht es eigentlich: Wird Hiob Gott auch umsonst fürchten, einfach nur um seiner – Gottes – selbst willen, oder muss sich Gott Hiobs Gunst erkaufen, indem er ihm Gutes zukommen lässt?

War das nun gerecht Hiob gegenüber? Wird er hier nicht zu Unrecht zum armen Opfer? Hätte er nicht ein Anrecht auf Schmerzensgeld? Man könnte sagen, dass er dieses am Ende bekommt, sogar im Überfluss. Doch wir sehen an seiner Geschichte auch, dass Gerechtigkeit weit mehr ist als Frau Justitia, die ihre Waagschalen auf gleicher Höhe hält.

Unsere Vorstellungen von Gerechtigkeit sind von Gleichheit bestimmt. Wenn beide Seiten der Waage gleich schwer sind, ist Gerechtigkeit erreicht. Wenn ich auf der einen Seite etwas abziehe, muss ich etwas anderes wieder hinzutun – oder auch auf der anderen Seite etwas abziehen. Sonst wird es ungerecht für die eine Seite. Doch wie ist das, wenn auf der anderen Seite Gott steht? Was hat Hiob seinem Schöpfer gegenüber in die Waagschale zu werfen?

Vor Gott war Hiob gerecht, weil er ihm treu geblieben ist. Selbst der fromme und rechtschaffene Hiob hatte sich einige Male den Mund ziemlich verbrannt, doch Gott wartet nicht auf einen Ausgleich (was sollte ihm Hiob schon bringen, was er nicht schon hätte?), sondern schaut auf Hiobs Einstellung ihm gegenüber. Gerechtigkeit hat bei Gott etwas mit einer Beziehung zu ihm zu tun.[83] Außerhalb dieser Beziehung können wir nicht gerecht sein – wie die Freunde schmerzlich zu spüren bekommen, die sich mit ihrer Theologie auf der richtigen Seite wähnten, dabei aber völlig an Hiobs Sache vorbeigingen. Sie hatten ja Recht, wenn sie Hiob vorhielten, dass Gott über jeden Zweifel an Ungerechtigkeit erhaben sei. Genau das demonstriert Gott ihm selbst in seiner Rede: „Ich hier oben – du da unten. Ich ewiger Schöpfer – du kleines schwaches Geschöpf." Vor diesem Hintergrund kann man vor Gott überhaupt nur gerecht sein, wenn man die Verbindung zu ihm hält. Und genau das versäumten sie, als sie ihrer Theologie mehr vertrauten als dem lebendigen Gott selbst.

Ergibt diese Frage also überhaupt einen Sinn? Kann ein Geschöpf seinen Schöpfer fragen, warum er etwas tut? Ich denke, wir können es machen wie Hiob: Wir können fragen; aber die Antworten werden oft anders ausfallen, als wir denken. Christoph Morgner drückt es mit einem schönen Bild aus: Unsere Frage nach dem Warum wird sich nicht lösen, sondern auf-lösen – so wie sich Nebel auflöst, wenn er von der Sonne beschienen wird.[84]

Es gibt eben immer noch dieses verschlossene Zimmer. In einer Situation mag es um ein Innehalten im Alltag gehen, in einem anderen Fall mag ein anderer Sinn dahinter stehen. Vielleicht werden wir auch manchmal wie Hiob einfach deswegen auf die Probe gestellt, um dem Teufel und der restlichen Welt vor Augen zu führen, dass wir nicht nur an Jesus hängen, weil es so nett und gemütlich ist. Aber auf eine glatte Formel werden wir Gottes Handeln nie bekommen. Dieser verborgenen und rätselhaften Seite können wir uns nur einfach anvertrauen – das Kind sein, das nicht alles kontrollieren muss, was sein ewiger Vater mit ihm tut.

Machen wir es wie Hiob: Bedrängen wir Gott, bis er uns antwortet! Machen wir es wie seine Freunde in der ersten Woche: Setzen wir uns zu dem Leidenden und fühlen seinen Schmerz mit! Leid kann den Frömmsten treffen, manchmal sogar gerade *wegen* seines Glaubens.

Wir wissen nicht, was im Himmel gespielt wird. Wir müssen kein frommes *Keep smiling* spielen, sondern können Gott mit allem konfrontieren, was in uns vorgeht. Aber eins ist klar: Nichts soll uns dazu bringen, ihm die Ehre vorzuenthalten – sonst hätte Satan gewonnen. Bei ihm ist die Zukunft immer offen, auch wenn es noch so schlecht aussieht; Heilung und Segen können ganz plötzlich wieder auf uns herabregnen.

Der kleine Schmetterling wird in seinem Schmetterlingshirn nie ganz begreifen können, warum er jetzt in diesem Käfig hocken muss. Aber er kann auf den großen Herrn des Himmels und der Blumenwiese vertrauen, der sein Schicksal im Blick hat. Im Leid hatte Hiob seine tiefste Begegnung mit Gott.

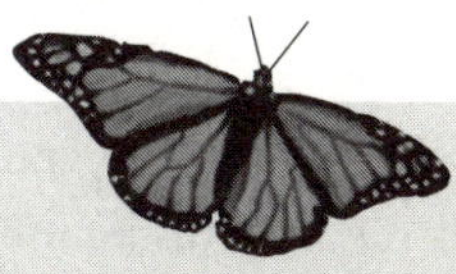

Anstoß für Kranke

Ich entdecke meine verborgenen Fragen und bringe sie ins ehrliche Gebet.

Ich öffne mich für Gottes souveränen Willen.

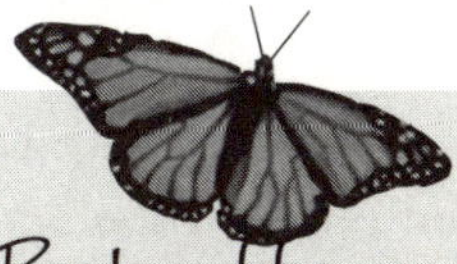

Anstoß für andere Betroffene

Ich will dem Kranken beistehen, anstatt ihn zu beurteilen.

Kapitel 15

Heilung in Sicht?!

Es gibt einen
Der schaut nicht nur zu
Der versucht nicht nur zu erklären
Der legt Hand an
Der kann alles wenden
Der kennt die großen Zusammenhänge
Der ist immer heilend am Werk
Und hält noch so vieles für mich bereit

Das Thema „Heilung“ bereitet mir manchmal Bauchschmerzen. Schade eigentlich, denn es ist wunderbar, dass es heute tatsächlich noch Heilungswunder gibt! Sind es die grundsätzlichen Fragen (was ist uns von der Bibel her verheißen?) oder die praktischen (wie macht man's?), die die Sache manchmal so kompliziert werden lassen? Oder steht mir einfach meine eigene Bis-jetzt-nicht-Erfahrung im Weg?

Dabei rechnete ich schon ganz am Anfang, als ich krank wurde, fest mit meiner Heilung. Obwohl ich noch nichts von charismatischer Bewegung oder göttlichen Heilungen gehört hatte, ging ich wie selbstverständlich davon aus, dass Gott meine Gebete erhören und mich gesund machen würde. Die ersten Wochen betete ich jeden Abend darum und war am nächsten Morgen überzeugt, nun gesund zu sein. Na ja, spätestens zehn Minuten nach dem Aufstehen war klar, dass sich an meiner Schwäche nichts geändert hatte.

Seitdem habe ich die verschiedensten Formen von Heilungsgebet erlebt: in großen Versammlungen, in kleinen Gruppen oder ganz alleine, begleitet von charismatischen Phänomenen (Sprachengebet und/oder Prophetien), mit Salböl und/oder Bußgebet und/oder Handauflegung, mit Gemeindeältesten oder Leuten, die die Heilungsgabe für sich beanspruchen, begleitet von Fasten und/oder Lobpreis, bittend, flehend oder proklamierend. Seit ein paar Jahren bin ich Mitglied einer (evangelikal-)charismatischen Gemeinde. Wir bieten regelmäßig Gebet für Kranke an und erleben es immer wieder, dass Leute direkt oder nach einem anschließenden Prozess gesund werden. Ich habe schon sehr oft davon Gebrauch gemacht und ich weiß, dass auch sonst viel für meine Gesundheit gebetet wird.

Trotzdem bin ich noch genauso krank wie zuvor. Das stellt mich in das gesamte Spannungsfeld zwischen Heilung und Annahme, pfingstlich-charismatischer und evangelikal-pietistischer Theologie und Praxis. Manchmal fühle ich mich ziemlich einsam dort zwischen allen Stühlen. Und dann stelle ich wieder fest, dass ich bei weitem nicht die Einzige bin, der es so geht! Nach jeder Heilungsveranstaltung gibt es diejenigen, die vorne stehen und Tolles berichten können – und diejenigen, bei denen sich keine Wirkung gezeigt hat, die vielleicht still dasitzen und darüber nachgrübeln, warum bei *ihnen* nichts geschehen ist. Je öfter man das erlebt, desto frustrierender und schmerzhafter wird es. Wie geht man damit um? Was soll man noch denken, fühlen, glauben?

Die meisten Bücher über Heilung sind von Leuten geschrieben, die in einem Heilungsdienst stehen, aber selbst gesund sind. Oder die von tollen Wundern berichten, die sie in der Vergangenheit erlebt haben. Ein paar Bücher habe ich im Anhang aufgelistet. Dort finden Sie wirklich gute Grundlagen und Praxistipps für das Heilungsgebet. Ich möchte beschreiben, was ich durch meine eigene Geschichte über Heilung gelernt habe.

Heilungswunder gibt es heute noch

So wie es in der Bibel viele Berichte von wundersamen Spontanheilungen gibt, ist es auch durch die Jahrhunderte der Kirchengeschichte hindurch immer wieder geschehen und passiert heute noch: Menschen beten für Heilung – für sich selbst oder für andere – und erleben eine Gesundung, die so plötzlich oder gründlich geschieht, dass sie nach medizinischen Maßstäben nicht mehr zu begreifen ist. In „großem Stil" geschieht so etwas heute in manchen Ländern der so genannten Dritten Welt. Aber auch in Deutschland gibt es viele Beispiele, und sie werden immer mehr.

Bei akuten Infektionen habe ich es einige Male auch schon selbst erlebt. Ich betete mit anderen, dass Gott die Krankheit wegnimmt und in demselben Augenblick ist etwas geschehen: Die Entzündung oder die Grippe waren schlagartig verschwunden und kam auch nicht zurück. Manchmal habe ich es in dem Moment gespürt, manchmal ist es mir auch erst hinterher aufgefallen. Manche erklären so etwas mit mentalen Selbstheilungskräften. Aber solche Erlebnisse gehen doch weit über das hinaus, was man aus eigenen Kräften schaffen kann.[85]

Heilung meint nicht nur den Körper

Unser Körper, unsere Seele und unser Geist bilden eine Einheit – unsere Person. Alle Aspekte hängen zusammen. Gott möchte uns ganzheitlich heil werden lassen. Er sieht die „Krankheiten" unseres Herzens, unserer Geschichte, unseres Denkens und unseres Körpers. Schon bei Jesus wird immer wieder deutlich, dass der Kern unserer Heilung in einer geheilten Beziehung zu unserem Schöpfer liegt.

Oft sind wir so fixiert darauf, körperliche Gesundung erleben zu wollen, dass wir gar nicht mehr merken, an wie vielen anderen Stellen Gott gerade segnend am Werk ist. Er will immer in einen umfassenden Heilungsprozess führen[86] – welchen Zipfel er sich dabei zuerst vornimmt, ist seine Sache. „In diesem Sinn kann ein körperbehinderter Rollstuhlfahrer wesentlich heiler sein als ein körperlich unversehrter Mensch, der in den verschiedensten Beziehungskrisen steckt.“[87] (Christopher Noll)

Heilung kann auch über natürliche Prozesse laufen

Es gibt keinen Gegensatz zwischen Medizin und Gebet, ärztlichem Handeln und Gottes Wirken. Denn Gott ist auch der Herr der Natur, der in unsere Organismen Selbstheilungskräfte und Abwehrmechanismen hineingelegt hat. Die Medizin tut nichts anderes, als diese *Schöpfungsgeheimnisse* aufzuschlüsseln, um Ansatzpunkte zu finden, Gesundung in Gang zu bringen und zu unterstützen.[88] Auch wenn es eine heute weitgehend atheistische Medizin nicht gerne hört: Selber heilen kann sie nicht.

Deswegen läuft Heilung auch oft über *Prozesse* ab. Eine schrittweise Genesung ist nicht weniger wert als eine Heilung, die auf einen Punkt geschieht. Hinter allem steht Gott. Gesundheit ist generell kein Zustand, sondern ein Weg. Noch einmal Christopher Noll: „Gesundheit ist nicht statisch, sondern dynamisch – sie ist nicht ein Ziel, sondern ein Weg der Lebensentfaltung! Auch von Jesus Geheilte wurden wieder krank und starben. Aber durch die Begegnung mit Jesus und der von ihm verkörperten und demonstrierten Liebe Gottes wurden viele Menschen auf dem Weg ihrer Lebensentfaltung weit voran geführt.“[89]

Heilung ist keine Frage der Technik

Heilung hängt nicht von einer ganz bestimmten Gebetsart ab.[90] Manchmal geschieht sie schon nach einem Stoßseufzer, ein andermal bringen auch die biblischsten Gebetsformen uns nicht weiter. Gott lässt sich eben in kein Schema pressen, sein Handeln auf keine Formel bringen. Deswegen nähern wir uns ihm am besten in Demut, nicht mit einem Bewusstsein der eigenen Vollmacht.

Oft kommt es mir so vor, als suchten wir noch nach der richtigen Technik. Geht es doch besser mit Salböl? Und sollten wir nicht die Heilung schon proklamieren, anstatt zu bitten? Funktioniert es besser, wenn wir nebenher Lobpreislieder laufen haben oder ein Fürbitteteam im Nachbarraum sitzt? Solche praktischen Fragen sind zu überlegen, aber manchmal fühle ich mich wie in einem Laborversuch: Wir verändern ein paar der Versuchsbedingungen – ob es jetzt endlich klappt und *puff* macht?

Das erinnert mich manchmal an magisches Denken. Magie funktioniert so: Wenn wir den Zugang zu übernatürlichen Kräften herauskriegen, können wir Macht über sie ausüben. Wir brauchen nur die richtigen Beschwörungsformeln und Rituale, dann müssen uns die Mächte gehorchen. Auf das Heilungsgebet übertragen: Wenn wir die richtigen Gebetssätze und die richtige Technik gefunden haben, wird die Kraft des Heiligen Geistes fließen. Wir bemühen uns darum, einen *Kniff* herauszubekommen – Gott als Person spielt dabei überhaupt keine Rolle mehr.

Heilung ist Gottes Handeln

Der Handelnde ist nicht der Beter, sondern Gott. Heilung bleibt Gottes freie Entscheidung. Deswegen gibt es eben keine Technik mit Erfolgsgarantie. Jack Deere hat herausgearbeitet, dass schon im Neuen Testament die Heilungen nicht automatisch geschahen.[91] Selbst Jesus war in seinem Handeln davon abhängig, was der Vater tun wollte. Als er am Teich Bethesda nur *einen* Kranken heilte (und die anderen stehen ließ), erklärt er den Schriftgelehrten: „Der Sohn kann nichts von sich aus tun, sondern nur, was er den Vater tun sieht" (Johannes 5,19). Deere meint dazu: „Jesus heilte nur einen Menschen an jenem Tag am Teich, weil auch der Vater nur einen Menschen heilte." Seine Folgerung: „Wir können sie (die Gabe der Heilung) nicht nach eigenem Ermessen ausüben."

Meine Folgerung: Wir müssen uns nicht darum sorgen, ob wir nun „genug glauben" oder nicht. Bei manchen Heilungsbotschaften hört es sich so an, als ob der Kranke (oder die Beter) doch irgendwie aus *seiner* Kraft die Heilung erringen müssen, indem sie ihren Glauben aufbauen, dass Gott jetzt auch wirklich heilt. Sätze wie „Stell dich auf deine Heilung!" – „Halte an Heilung fest!" – „Pass auf, dass sie dir nicht wieder geraubt wird!", haben mich früher sehr verunsichert. Inzwischen werde ich eher ärgerlich. Letztlich wird der Kranke doch wieder zum Deppen gemacht. Das ist die charismatische Variante des Schwarzen-Peter-Spiels.[92]

Fragen wie: „Hast du denn wirklich an Heilung geglaubt?", können ganz schön verwirren. Vielleicht fehlt uns ja doch noch ein Quäntchen der nötigen Geistesverfassung – Pech gehabt, alles verpatzt! Wovon reden wir da eigentlich? Entweder tut Gott etwas oder nicht. Wenn ich ihm nicht glauben würde, würde ich ihn doch nicht bitten und noch andere Menschen mit hineinziehen. Natürlich kann ein Gebet auch nur vorgeschoben sein. Da kann nur jeder ehrlich vor sich selbst sein. Aber wenn ich ernsthaft um Heilung bete, tue ich meinen Teil, alles Weitere hängt nicht mehr von mir ab.

Heilung zeigt Gottes Barmherzigkeit

Eine Heilung offenbart immer etwas von Gottes Herzen: Er meint es gut mit uns, er will uns nicht nur geistliches Heil schenken, sondern in allen Lebensbereichen zu Wohlbefinden und Gesundheit führen. Jesus hat mit seinen Wundern nicht nur gezeigt, dass er Übernatürliches vollbringen kann, sondern was Gottes Absicht mit dieser Welt ist: das Gute!

Wer eine Heilung am eigenen Leib erlebt, erfährt ganz tief und persönlich, dass Gott wirklich sein Wohl im Sinn hat. Wenn Gott heilend eingreift, dann deshalb, weil sein Herz über unsere Leiden und Nöte voller Erbarmen ist. Jesus musste manchmal weinen, wenn er das Elend der Leute sah.

Entsprechend können wir unsere Heilungsveranstaltungen ausrichten: in einer Atmosphäre der Barmherzigkeit, die den Blick auf den liebenden Vater lenkt und den Kranken in dieser Liebe begegnet. Dazu passt es nicht, den Kranken mit Nachforschungen in die Ecke zu treiben, ob sich in seinem Leben noch Sünde oder Unglaube findet. Damit stellt man ihn nicht vor die Barmherzigkeit Gottes, sondern vor Berge von Ansprüchen, die Gesunde wahrscheinlich auch nicht weniger schlecht erfüllen als er selbst. Genauso unbarmherzig kann es sein, wenn man den Kranken damit vertröstet, dass es doch „etwas viel Größeres ist, wenn Gott jemanden durch die Krankheit durchträgt" und der Herr ihn sicher „viel lehren wird". Gott hat für uns nicht Ohrfeigen, sondern Erbarmen.

Es gibt keine Garantie auf Heilung

Auch wenn wir alles „richtig" machen, haben wir keine Garantie dafür, dass Heilung geschieht. Auch im Neuen Testament wurde nicht *jeder* geheilt. Neben den Kranken am Teich Bethesda lesen wir auch von Nazareth, wo Jesus kaum Wunder getan hat, vom

„Pfahl im Fleisch" von Paulus und von seinen kranken Mitarbeitern, denen anscheinend nicht auf übernatürliche Weise geholfen wurde.[93] Gott ist souverän. Wir haben es hier mit dem gleichen Geheimnis zu tun wie bei Hiobs Frage nach dem Leid. Da stehen wir wieder vor dem verschlossenen Zimmer ...

Es ist eben nicht so, dass von Gottes Seite aus alles abholbereit dasteht und wir nur noch den Schlüssel zur Vorratskammer finden müssen. Wenn erfahrene Heilungsbeter von bestimmten Heilungshindernissen erzählen, die eine Heilung behindern können (z. B. Festhalten an Groll und schlechten Lebenseinstellungen)[94], dann wird da etwas dran sein. Aber daneben scheint es auch Hintergründe zu geben, die nichts mit dem Kranken und den Betern zu tun haben. Der „hinterste Grund" liegt darin, dass wir hier noch nicht in der Vollendung leben, sondern das Reich Gottes erst angebrochen ist. Mitten in diese kaputte Welt platzen Wunder als himmlische Zeichen hinein wie Hinweisschilder: „Jawohl, hier ist das Reich Gottes, hier seid ihr an der richtigen Adresse!"[95] Aber bis zum Himmel leben wir in diesem unauflöslichen Geflecht von unserer gefallenen Welt und Gottes „Fußspuren".

Manche sehen in solchen Gedanken eine Relativierung, die den Glauben an Heilung behindert. Bob Sorge beispielsweise warnt eindringlich: „Raubt man die Gewissheit der Erlösung in diesem Leben, dann entfernt man jeden Ansporn zum Durchhalten und Dranbleiben ... Wäre für mich keine Heilung vorgesehen, würde ich mir nicht die Mühe machen, den Herrn zu suchen – ich würde einfach aufgeben."[96]

Ich kann diese Ansicht nicht teilen. Ich möchte wissen, woran ich bin. Gerade das Bewusstsein, dass Heilung in Gottes freier Hand liegt, treibt mich in seine Arme. Ich habe es nicht mit irgendwelchen Theorien und Praktiken über Heilung zu tun, sondern mit dem lebendigen Gott persönlich. Vor ihm stehe ich nackt und bloß wie Hiob. Eigentlich ist es doch immer so, dass wir hundertprozentig von der Gnade Gottes abhängen.[97]

Gebet um Heilung lohnt sich immer

Diese Unwägbarkeiten brauchen uns nicht zu entmutigen. Jeder, der in einem Heilungsdienst steht, wird es bestätigen können: Je mehr wir für Heilung beten, desto mehr werden wir erleben. Es lässt sich nicht ausrechnen, wann und wo, aber es *werden* Dinge geschehen! Es wäre doch bescheuert, das Abenteuer zu verpassen, nur weil man Angst vor einer Enttäuschung hat.

Außerdem habe ich die Erfahrung gemacht, dass im Heilungsgebet eine ganze Menge geschehen kann, auch wenn ich mich nachher nicht gesünder fühle. Ich erlebe die Unterstützung der anderen und werde in die Gegenwart Gottes hineingenommen. Vor seinem Angesicht darf ich es wieder spüren, dass ich in meinem Elend weder von Gott noch von den Menschen verlassen bin. Manchmal sind mir dabei schwere Lasten von den Schultern gefallen. Oder ich habe ganz neu einen positiven Gedanken erfassen können. Auf jeden Fall habe ich mich neu gesegnet und getragen gewusst.

Seitdem weiß ich auch, dass die Gebete für mich nicht umsonst gewesen sind. Immer wieder habe ich das Bild von einem Briefkasten, der vor Briefen und Postkarten überquillt. Die Gebete sind alle angekommen, sie sind nur noch nicht abgeholt worden. Ich kenne den Grund nicht, warum Gott diesen Kasten bis jetzt nicht geöffnet hat, aber ich weiß, dass die Gebete dort lagern und nicht vergeblich waren.

Warten auf Heilung kostet Kraft

Wer es nicht selbst erlebt hat, kann wahrscheinlich kaum ermessen, wie zermürbend es sein kann, immer wieder mit dem gleichen Anliegen das Gebet zu suchen. Ich hatte Zeiten, in denen ich über dieses Thema mit Gott nicht mehr reden konnte. In mir zog sich nur alles zusammen und ich brauchte Abstand von diesem leidigen, schmerzhaften Thema. Die emotionale Achterbahn zwischen Hoffnung und Enttäuschung kostet mich jedes Mal viel Kraft und ich halte sie nicht immer aus. Einen Vers aus den Sprüchen mag ich sehr: „Hingezogene Hoffnung macht das Herz krank; aber ein erfüllter Wunsch ist ein Baum des Lebens“ (Sprüche 13,12). Manchmal halte ich ihn Gott hin und sage: Hier, du weißt doch selbst, wie schwer es ist.

So kann es Momente oder Zeiten geben, in denen der Kranke keine Nerven mehr dafür übrig hat, um für sich beten zu lassen. Jedes Mal ist er wieder neu dem ganzen Spannungsfeld seiner Gefühle ausgesetzt. „Das ist okay – wenn du nur die Tür zur Heilung nicht grundsätzlich zuschlägst“, wie mir ein Seelsorger einmal sagte. Wir brauchen nicht auf jede erdenkliche Heilungskonferenz zu jetten, um nur ja nicht den Segen Gottes zu verpassen. Manchmal haben wir dazu schlicht nicht die seelische Kraft.

Heilung und Annahme schließen sich nicht aus

Manchmal kann ich etwas davon erzählen, wie mich Gott *in* der Krankheit segnet. Schon mehrmals bin ich dann gefragt worden: „Ja, *willst* du denn überhaupt noch gesund werden?“ Wenn ich das höre, werde ich ganz wütend und verzweifelt. Darf ich nicht ein wenig Frieden finden in dem ganzen Mist (und wieder verlieren und wieder finden usw. ...), muss ich 24 Stunden am Tag, 365 Tage im Jahr gegen meine Lebensumstände rebellieren, um zu beweisen, dass ich mir eigentlich etwas anderes wünsche?

Manche Heilungsexperten halten es für problematisch, wenn man sich nicht rundweg gegen seine Krankheit auflehnt, sondern eine Art status quo findet, mit ihr zusammenzuleben. Wer sich mit der Krankheit arrangiert – so meinen sie –, würde sich schon nicht mehr entschieden auf seine Heilung stellen und könnte somit eine Blockade aufbauen. Das erinnert mich ein wenig an die Psycho-Falle: Indem ich mich mit meiner Situation anfreunde, lege ich erst wirklich den Nährboden, um sie weiter bestehen zu lassen. (Wieder sind wir beim schwarzen Peter: Wenn der Kranke nur etwas anders eingestellt wäre, würde man der Krankheit schon beikommen können.)

Auf der anderen Seite gibt es Menschen, die sich so in ihr Schicksal gefunden haben, dass ihnen ihr Käfig-Asyl zur zweiten Haut geworden ist. Sie identifizieren sich mit ihm und haben sich so daran gewöhnt, dass sie sich ein anderes Leben nicht mehr vorstellen können. Mit ihrer Annahme haben sie jede Perspektive auf eine Änderung aufgegeben.

Meine Erfahrung ist, dass Heilung und Annahme keine Gegensätze sind, sondern sich ergänzen können. Ich sehne mich nach Heilung, aber ich kann auch die Gegenwart annehmen, so wie sie jetzt ist. Mich nach Heilung auszustrecken gibt mir die größere Perspektive, erhält meine Spannkraft. Die Gegenwart anzunehmen macht es mir leichter, mein Leben aktiv zu gestalten und Gutes zu erleben. Ich möchte alles haben, was Gott für mich bereithält. Heilung und Annahme, beides führt mich in seine Hand.

Hier einen Widerspruch zu konstruieren, kann viel Leid verursachen, denn der Kranke gerät zusätzlich in einen Zwiespalt. Wie soll er mit seiner Gegenwart zurechtkommen, wenn er sie nicht annehmen darf? Oder wie kann er eine Perspektive bewahren, wenn er mit seinem Ja zum Hier und Jetzt schon die *Möglichkeit* einer Heilung ablehnt? Es ist und bleibt ein Spannungsfeld, in dem wir uns bewegen. Aber ich lebe lieber in diesem Spannungsfeld, als entweder meine Gegenwart oder meine Zukunft einzuschränken.

Ringen um Heilung ist Sache der Gemeinde

Die Gemeinschaft mit anderen Christen bietet einen ganz besonderen Beistand. Zusätzlich zu aller menschlichen Unterstützung können wir hier auch geistlich getragen werden und in Gebeten und dem Abendmahl Gottes Zuspruch zu unserem Leben empfangen. Gerade wenn der Kranke nicht mehr für sich selbst beten kann, braucht er die Geschwister, die dies in der Fürbitte übernehmen. Nach den Vorstellungen der Schreiber des Neuen Testaments soll Gemeinde ein Ort sein, wo auch Kranke (und Arme und Alte) aufgefangen werden.[98]

In der Realität sieht es leider oft anders aus. Statt sich unterstützt zu wissen, erleben Kranke ihre Gemeinde als Quelle zusätzlicher Konflikte und Frustrationen. Das mag zum Teil an zu hohen Erwartungen ihrerseits liegen. Andererseits fällt mir immer wieder auf, wie sehr Gemeinschaft in der Gemeinde davon bestimmt ist, wie oft man anwesend ist und wo man mitarbeitet. Das liegt natürlich auch in der Natur der Sache, aber auf diese Weise verschwinden diejenigen, die aus gesundheitlichen Gründen nicht mehr an den üblichen Veranstaltungen teilnehmen können, schnell aus dem Gemeindebild. Und wenn sie noch da sind, aber nicht so zupacken können, wie es eigentlich erwartet wird, kann es eine Weile dauern, bis ins Bewusstsein der Leute durchsickert, dass sie nicht *können.*

Wer als Kranker einigermaßen integriert ist, macht dann oft noch eine andere Entdeckung: In den Köpfen (oft auch im eigenen!) befinden sich Schubladen, die die Leute einteilen in „stark" und „schwach", in „Mitarbeiter" und „Bedürftiger". Ich sehe mich schon lange *zwischen* diesen Schubladen, weil ich einerseits mit meiner Symptomatik teilweise hilfsbedürftig bin (oder wenigstens toleranzbedürftig), andererseits immer auch Aufgaben gefunden habe, durch die ich mich einbringen konnte. Das können viele nicht einordnen.

Ein weiterer Reizpunkt in der Gemeinde: Wer für sich beten

lässt, ist, wenn nichts passiert, zusätzlich mit der Enttäuschung der anderen Gemeindemitglieder konfrontiert. Wird er dadurch zum Störfaktor der Gemeindetheologie, oder können die Gemeindemitglieder diese Spannung gemeinsam aushalten? Damit erweisen sie dem Kranken einen echten Dienst!

Viele Christen sehnen sich danach, dass ihre Gemeinschaften sich dadurch hervorheben, dass sie barmherzig miteinander umgehen und auch in Problemen zusammenstehen. Wie attraktiv wäre das! Hat nicht Jesus genau diesen Wunsch gehabt? „Sie sollen die gleiche enge Gemeinschaft haben wie wir (der Vater und der Sohn) ... damit die Welt erkenne, dass du mich gesandt hast und sie liebst, wie du mich liebst." (Johannes 17,21.23)

Es ist immer zu früh, die Hoffnung aufzugeben

Wer jahrelang um Heilung bittet und keinerlei Veränderung erlebt, den kann das Gefühl beschleichen, dass er auf diesen Zustand festgelegt ist und es immer so bleiben wird. Aber wenn Heilung wirklich an Gottes souveränem Willen hängt, dann ist sie *immer* möglich! Unsere Zukunft ist grundsätzlich offen, weil wir einen Vater im Himmel haben, der über den Gesetzmäßigkeiten dieser Welt steht. Manchmal braucht man wie gesagt diesen Schutz vor Enttäuschung, indem man sich nicht ständig dem Heilungsgebet aussetzt. Aber das hängt mit unseren Gefühlen zusammen und nicht mit der Realität, dass die Tür immer noch offen steht.

Heilung ist in Sicht, jawohl! Ich habe den Eindruck, dass ich mir die Sicht am wenigsten verstelle, wenn ich mich von Schubladendenken freihalte. Deswegen ein wunderbares Zitat zum Abschluss, von einem Pfarrer, der am eigenen Körper eine verblüffende Heilung erlebte:

Es gibt eine Gruppe, die glaubt, Gott heile in jedem Fall auf übernatürliche Weise, und eine andere Gruppe, die sagt, so etwas komme niemals vor. Doch wir müssen uns darüber im Klaren sein, dass beide Positionen Gott in eine Schublade stecken. Und Gott lässt sich in keine Schublade stecken.[99]

Morgen ist in unserer Gemeinde wieder Heilungsgottesdienst – was wohl passieren wird?

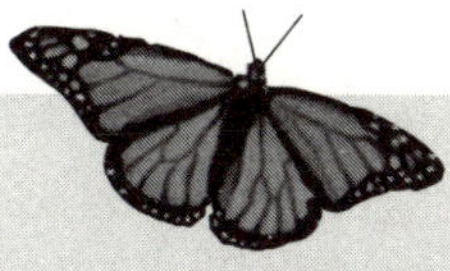

Anstoß für Kranke

Ich will meine Hoffnung auf Gesundheit in Gottes Hand legen.

Ich sorge dafür, dass ich kontinuierlich im Gebet unterstützt werde.

Ich setze mich mit meinem persönlichen Spannungsfeld zwischen Heilung und Annahme auseinander.

Anstoß für Beter und Seelsorger

Ich kann Hoffnung haben, weil Gott gerne heilt.

Ich lasse mich von Gott im Gebet leiten. Was hat er für den Kranken auf dem Herzen, wo steht er mit ihm, was könnte ein nächster Schritt sein?

Ich will dem Kranken in der Barmherzigkeit Gottes begegnen.

Anstoß für Gemeindeleiter

Ich überlege, wie wir als Gemeinde Kranke und andere Notleidende wirksam unterstützen können. Gebet um Heilung etc. ist Sache der ganzen Gemeinde.

Kapitel 16

Gute Aussichten!

Heilender Goldstaub
Bricht durch die Ritzen des Himmels
Ich spüre ihn auf meiner Seele
Wohin ich auch gehe
Sehe ich ihn aufblitzen
Vorboten der Wiederherstellung
Siegel des ewigen Gottesreiches
Ja, es kommt wirklich
Ja, er macht alles neu!

Ich weiß noch genau, wie wir eines Tages mit einigen CFS-Kranken zusammensaßen. Es wurde schon langsam dunkel und die nasse Kälte kroch hinein in unsere Glieder und in unsere Seelen. Ein grauer Tag und wir redeten darüber, ob wir noch Hoffnung auf Besserung hätten. Jeder von uns hatte so seine fünf bis fünfzehn Jahre Kranksein auf dem Buckel, bei keinem hatte sich bis jetzt etwas Wesentliches bewegt. Eine Frau sprach davon, dass es doch irgendwann besser werden *müsse*. Ich entgegnete, dass ich mir einfach nicht sicher sei. Es stellte sich heraus, dass ich die Einzige mit dieser Haltung war. Ich kam mir schon ganz kleingläubig vor, bis ein Mann sagte: „Mit der Vorstellung könnte ich nicht leben!" Da wurde mir bewusst, dass ihnen ihre Hoffnung keine Freiheit brachte, sondern wie ein Zwang war. Sie *mussten* hoffen, um nicht verrückt zu werden. Sie klammerten sich daran wie an einen Strohhalm.

Plötzlich wurde mir klar, was den Unterschied ausmachte: Sie hatten nicht die Hoffnung – das wusste ich zumindest von einigen –, dass nach diesem Leben noch etwas kommen würde. Was in diesem Leben noch kommen würde, war alles, was sie hatten. Auf einmal leuchtete mir der Himmel in einer Lebendigkeit auf, wie ich es noch nie vorher erlebt hatte. Er war so eindrücklich, dass sich alles, was in diesem Leben noch geschah, still und heimlich relativierte. Natürlich würde ich eines Tages gesund sein! Ich war mir nur nicht sicher, ob es noch hier passieren würde oder erst dort. Ich wusste doch noch nicht einmal, wie lange ich hier noch zu leben haben würde – vielleicht käme die Gesundheit im Himmel sogar schneller als gedacht? Nicht, dass ich Lust gehabt hätte, zu sterben, keineswegs! Aber mir wurde auf einmal bewusst, wie nah alles beieinander lag. Vielleicht würde ich hier nach zwanzig Jahren gesund sein, vielleicht schon nach zehn Jahren im Himmel sein. Als Kind Gottes kannte ich mein Ende.

Ich brachte wohl kein Wort mehr heraus, aber als ich nach Hause kam, fühlte ich mich unglaublich befreit. Der Graben, der den Himmel oft so weit weg scheinen lässt, schien auf einmal nur winzig schmal. Die Ewigkeit war nichts Abstraktes mehr, sondern wie das Licht der aufgehenden Sonne, das schon am Horizont seine ersten Strahlen über das Land schickt.

Der kleine Schmetterling, der immer noch in seinem Käfig sitzt, kann so vieles nicht verstehen. Der Herr des Himmels und der Blumenwiese könnte doch sofort die Tür aufschließen und ihn in die Freiheit entlassen! Es ist schwer zu ertragen, um diese Möglichkeit zu wissen und trotzdem noch hier eingesperrt zu sein. Aber er *wird* eines Tages wieder fliegen können. Und bis dahin wird Gott ihn durch diese Welt tragen und seinen Segen auf andere Weise erleben lassen.

Das ist neben dem Himmel das Zweite, das mir wirklich Mut macht: Gott will aus allem etwas Gutes machen. Er ist immer konstruktiv. Seine Kreativität ist unglaublich, wenn es darum geht, aus miesen Umständen Schätze herauszuholen. Ich verstehe nicht, warum ich immer noch krank bin. Aber ich habe schon so Erstaunliches erlebt, dass ich gewiss bin: Ich kann ihm vertrauen. Er gibt mir erfülltes Leben – so oder so. Wenn ich seine Nähe suche, lässt er sein Reich auch durch mich schon hier anbrechen.

Ist Ihnen dieser Mut verloren gegangen? Sind Sie es leid, in allem Elend auch noch positiv zu denken, konstruktiv sein zu müssen? Sie müssen gar nichts. Manche Krankheitszustände, beispielsweise chronische Schmerzen, zehren so an unserem Nervenkostüm, dass unser Gemüt nicht mehr in der Lage sein mag, positive Gefühle hervorzubringen. Manche Medikamente haben Nebenwirkungen, die unsere Gedankenbahnen einschränken und es erschweren, neue Wege überhaupt denken zu können. Manche Krankengeschichte birgt so viel Leid und Schmerz in sich, dass man, bevor man überhaupt irgendetwas Positives an sich heranlassen kann, zunächst mit seiner Wut konfrontiert wird.[100] Die Schritte zur Gefühlshygiene aus Kapitel 6 sind nie abgeschlossen, sie wollen immer wieder gegangen werden. Das muss ich mir auch immer wieder selbst sagen, finde ich es doch viel angenehmer, mich auf das Positive zu konzentrieren.

Trotzdem möchte ich Ihnen Mut machen, aufzuschauen und sich auf Gottes Perspektiven einzulassen. Vergraben Sie sich nicht in Selbstmitleid, sonst schneiden Sie sich selbst vom Leben ab und werden nur bitter und hart. Lassen Sie sich neue Augen geben für den Himmel, wie er auf uns wartet und schon jetzt durch alle Ritzen scheint.

Plan A und Plan B

Die unmittelbarste Art, wie wir den Himmel schon hier erleben können, ist die, dass wir Heilung erleben. Ich vermute, dass dies auch von Gottes Seite aus immer Plan A ist. Nachdem wir uns ein ganzes Kapitel lang damit beschäftigt haben, möchte ich aber noch einmal auf die Frage eingehen, die angesichts langjähriger Krankheit nun einmal nahe liegt: Was ist, wenn Gott nicht heilt? Haben wir dann „Pech gehabt"?

Nein, Gott hat noch unendlich viel mehr Möglichkeiten, uns jetzt und hier zu segnen. Er scheint eine Vorliebe dafür zu haben, zwischen den Plänen zu variieren und nicht immer auf Plan A zurückzugreifen. Er hat auch noch einen guten Plan B in petto (und einen Plan C, D, E, ... X, Y, Z)[101]. Einfach weil er Gott ist. Das, was wir ihn anfassen lassen, verwandelt er in irgendeiner Form zu Gold. Er öffnet immer neue Türen und führt uns in neue Räume, auch wenn wir in der Enge eines Krankheitskäfigs leben. Wenn sich Gesundheit nicht wie gewünscht einstellt, können wir auf den Plan B gespannt sein. Vielleicht ist dieser Plan sogar der größere?

Wie bei der Episode von Maria und Martha und dem toten Lazarus (Johannes 11). Lazarus, ein Freund von Jesus, war krank geworden. Seine Schwestern Maria und Martha ließen Jesus von einer Reise herbeirufen, damit er Lazarus heilen würde. Das war ihr Glaubenshorizont. Und was macht Jesus? Als er die Nachricht bekommt, lässt er erst einmal mehrere Tage verstreichen. Dann zieht er los – in dem Wissen, dass Lazarus inzwischen verstorben ist. Seine Jünger meinen, sie wollten dem Toten die letzte Ehre erweisen. Wie die Schwestern kommen sie überhaupt nicht auf die Idee, dass Jesus ein noch größeres Wunder tun wolle.

Als sie in Bethanien ankommen, treffen sie auf viele Trauergäste. Die Schwestern sind tieftraurig, dass Jesus ihren Bruder nicht mehr geheilt hat. Einige Gäste erinnern sich sogar etwas vorwurfsvoll daran, dass er dies doch bei anderen schließlich auch getan habe. Als er zu dem Toten in die Grabhöhle gehen will, wird er nur auf den Leichengestank hingewiesen. Keiner kommt auf den Gedanken, dass Jesus etwas Größeres vorhat. Dabei hatte er schon auf der Reise zu seinen Jüngern gesagt:

„Diese Krankheit soll die Macht Gottes sichtbar machen, damit der Sohn Gottes dadurch verherrlicht wird!“ (Johannes 11,4) Als alle auf Plan A warteten und schließlich mit ansehen mussten, dass es zu spät war, zog Jesus Plan B aus der Tasche und machte Lazarus von den Toten wieder lebendig.

Warum hatte Jesus noch nicht eingegriffen? Weil er ihren Glauben um eine ganz neue, überwältigende Erfahrung erweitern wollte. Diese Geschichte gibt uns einen Hinweis darauf, was wir damit anfangen können, wenn Plan A ausbleibt: Vielleicht will Jesus unseren Glauben eine Nummer größer machen und seine Herrlichkeit auf eine ganz neue Art zeigen. Vielleicht können wir Plan B erst noch nicht erkennen, weil er unseren Horizont so sehr übersteigt. Diese göttliche „Verzögerung“ findet sich häufiger in der Bibel.[102] Hinter ihr steht kein Hindernis, das aus dem Weg geräumt werden müsste, sondern eine besondere Absicht Gottes. Plan B kann der größere sein.

Vom „Warum“ zum „Wozu“

An den Darstellungen der Wunder von Lazarus wie auch dem Blindgeborenen (vgl. Kapitel 9) hat Johannes deutlich gemacht: Entscheidend sind nicht die *Gründe* für eine Erkrankung, sondern ihr *Zweck.* Beide Male nennt der Evangelist den eigentlichen Zweck, die Verherrlichung Gottes.[103] Das ist ein völlig anderer Denkansatz. Während der schwarze Peter konsequent die Gründe zurückverfolgt (kausales Denken: „krank, weil ...“), versteht Jesus in diesen Geschichten die Krankheiten von einem Ziel her (finales Denken: „krank, um zu ...“). Kausales Denken lenkt unseren Blick immer in die Vergangenheit, während finales Denken ihn in die Zukunft richtet.

Paul Tournier sieht hierin ein grundlegendes Prinzip von Krankheit: „Eine der seltsamsten Einsichten über Krankheit ist für mich, dass sie nicht nur durch ihre Gründe erklärbar ist, sondern dass man sie auch vom Ziel her betrachten kann."[104] Er erklärt weiter, dass wir in unserem kausal-naturwissenschaftlichen Denken derart gefangen seien, dass uns dieser Gedanke zutiefst suspekt sei und geradezu mystisch erscheine. Doch in seiner Praxis als Arzt machte er damit sehr gute Erfahrungen und gewöhnte es sich an, bei seinen Patienten *zwei* Diagnosen zu stellen: eine kausale (Grund) und eine finale (Ziel).

Man kann seinen Ansatz psychosomatisch verstehen oder auch geistlich, von Gott her gesehen: Gott erkennt auch im Schlechten Chancen, die uns noch völlig verborgen sind. Er kann allem einen tieferen Sinn verleihen. Und damit sind wir mittendrin im Abenteuer! Wozu könnte diese Erkrankung dienen? Welches Gute will er aus meinem Mist machen? Wie wird er das anstellen? Und wo kann ich einen Faden aufnehmen?

Das bedeutet, dass man nicht nur fragen kann, *warum* man krank geworden ist, sondern auch *wozu.* Welche Möglichkeiten könnten in dieser veränderten Lebenssituation verborgen liegen? Damit wird uns ein Fenster geöffnet. Auch wenn wir die Ursachen manchmal nicht wirklich klären können und letztlich immer wieder vor diesem Knäuel von menschlichen, göttlichen und satanischen Fäden landen, gibt es Ausblicke, wie wir diese Krankheit anpacken können.

Das Gleiche gilt für unseren Wunsch nach Gesundheit: Wir können zum einen fragen, *warum* wir gesund werden wollen. Doch daneben gibt es noch die andere Frage, die uns stärker nach vorne weist: *Wozu* möchte ich gesund werden? Welche Ziele habe ich mit meinem Leben? Welche neuen Perspektiven habe ich gewonnen? Es wäre doch schade, wenn uns unsere wiederhergestellte Gesundheit nur ermöglicht, so weiterzuleben wie zuvor. Wenn wir gesund werden, dann soll es nach vorne gehen, nicht zurück!

Mögliche Chancen

Krankheit ist interpretationsbedürftig. Es ist möglich, in einer besonderen Krankheit einen speziellen Sinn zu finden. Aber Vorsicht: Das soll nicht kreativen Hobbyseelsorgern Tür und Tor für irgendwelche Vermutungen öffnen, weswegen *Christen im Gesundheitswesen* betonen, dass in der Tiefe nur der Kranke selbst einen Sinn der Krankheit erfassen kann.[105]

- Ein möglicher Zweck könnte in einer Art Stopp-Schild liegen. Habe ich mich überfordert? Habe ich bis jetzt alle Signale zum Innehalten erfolgreich übersehen? Dann kann Krankheit etwas sehr Gesundes sein, eine letzte Notbremse.
- Eine weitere Wirkung von Krankheit liegt darin, uns an die Begrenztheit unseres Lebens zu erinnern. Lebe ich (vielleicht unbewusst) mit der Phantasie, ich sei unverwundbar? Habe ich alles für machbar gehalten und permanent aus meiner eigenen Kraft gelebt? Habe ich das vielleicht auch schon von anderen gefordert und dabei in meinem Umfeld unglaublichen Druck ausgeübt? Schon mancher „Macher-Typ" hat bekannt, dass eine Krankheitszeit ihn heilsam auf den Teppich gebracht und manche Relationen über sich, Gott und die Welt zurechtgerückt hat.
- Zieht Gott mich für eine Auszeit aus dem Verkehr, um mich neu auf ihn aufmerksam zu machen oder mir etwas Besonderes zeigen zu können? (Vielleicht kriegt er mich sonst nicht zu fassen?) Schon viele Menschen haben in einer Zeit schwerer Krankheit Gott ganz besonders erlebt und tiefe Einsichten für ihr späteres Leben gewonnen.
- Bin ich dabei, mein Leben gegen die Wand zu fahren? Habe ich mich so an einen ungesunden Lebensstil gewöhnt, dass ich eine Krankheit brauche, um aufzuwachen und meine Gewohnheiten zu überdenken? Wer vor Stress an Bluthochdruck leidet oder einen Herzinfarkt erlebt, wer sich schlecht

ernährt, sich nicht bewegt und viel raucht, dem dürfte die Signalfunktion seiner Erkrankung eigentlich bald klar werden: Stelle deine Lebensweise um!

- Wie auch jeder andere Bruch in meiner Lebensgeschichte kann Krankheit eine Einladung sein, in einen umfassenden Versöhnungs- und Heilungsprozess mit Gott einzutreten. Wo wir abrupt aus dem Alltag gerissen werden, werden wir freier, uns auf Wesentliches zu besinnen und verborgenen Konflikten nachzugehen.
- Krankheit bringt oft einen grundlegenden Brillentausch mit sich – vom Tun zum Sein, vom Machen zum Empfangen, vom Fordern zur Barmherzigkeit. So mancher Kranke bekennt, dass ihm durch seine eigene Schwachheit für Nöte um ihn herum die Augen geöffnet wurden. Wer einmal etwas Schweres mitgemacht hat, ist oft auch ganz anders in der Lage, auf andere Menschen einzugehen, auch wenn ihre Problematik ganz anders gestrickt sein mag. Es wächst eine grundlegende Sensibilität und Liebe für Hilfsbedürftige und Schwache heran, die es einem ermöglicht, ganz neue Aufgaben wahrzunehmen.
- So frage ich mich manchmal, ob Gott nicht auch deshalb einige Kranke in der Wartehalle auf Gesundung zappeln lässt, um „anderen Kranken ein Kranker zu sein". Paulus hatte es in seiner Missionsstrategie verankert (und auch gelebt), die Schnittpunkte mit den verschiedenen Kulturen zu suchen, um „den Juden ein Jude" und „den Griechen ein Grieche" zu sein („damit ich auf alle Weise einige errette", 1. Korinther 9,20–22). Meistens wird der Halbvers dazwischen ausgelassen, in dem es heißt: „und den Schwachen ein Schwacher". Ist es nicht wunderbar, dass wir auch als Schwache ein ganz besonderes Zeugnis sein können? Gott möchte in seinen Reihen auch einige Leute haben, die für andere Kranke glaubwürdig sind und ihnen nahe bringen können, was es heißen kann, Gottes Kind zu sein.

Lernen durch Leiden

Jenseits eines individuellen Sinnes einer Krankheit ist es eine grundlegende Wahrheit, dass man durch Leiden im Leben an Tiefe gewinnt. Gefühle werden tiefer, Kontraste schärfer, man erkennt klarer, worum es wirklich geht. Deswegen würde es sich kaum einer aussuchen, aber im Nachhinein können viele davon berichten, wie es diese Zitate zeigen:

Ein Schiff, das nicht beladen ist, hat keinen Tiefgang.
Ruth von Wille[106]

Ich lasse mein Leid zu einer Welle werden, die mich an das Ufer der ewigen Heimat trägt.
F.v. Bodelschwingh[107]

Glücklich, wer auch das Widrige sich zum Gewinn macht.
Thomas von Kempen[108]

In der Krankheit hat Gott mir Schätze mitgegeben, die ich nicht missen möchte.
Mirjam Hieber[109]

Mir persönlich geht es ähnlich. Ich sehe bis heute keinen eindeutigen Sinn in meiner Krankheit, keinen bestimmten Zweck, der alle diese „Mittel" der letzten Jahre heiligen würde und meinem Umgang mit der Krankheit eine klare Richtung geben würde (außer dem, dass ich meine Erfahrungen in den Dienst für andere stellen möchte, wie etwa mit diesem Buch). Aber ich kann bestätigen, dass ich durch die Krankheitsjahre unglaublich viel gelernt habe, das ich „nicht missen möchte". Von einigen dieser Schätze möchte ich erzählen.

Meine persönlichen Schätze

Durch meine stark begrenzte Kraft bin ich darauf angewiesen, besonders effektiv zu arbeiten. Ich habe gelernt, meine Energie sehr gezielt einzusetzen, um etwas erreichen zu können. Durch die Unberechenbarkeit meiner Erschöpfungszustände bin ich zudem in meiner Zeitplanung sehr flexibel geworden. Einerseits brauche ich klare Vorausplanung, um nicht in Schwierigkeiten zu geraten, andererseits kann ich viele Gelegenheiten nur völlig spontan beim Schopfe packen, wenn es gerade geht. Ich fühle inzwischen eine große Freiheit im Umgang mit meiner Zeit und habe meinen Rhythmus gefunden.

Ich bin insgesamt kreativer in meiner Lebensgestaltung geworden. Erschöpfungszeiten sind keine toten Stunden, sondern ich kann sie nutzen, um Musik zu hören, an etwas zu denken oder meinen Körper neu zu spüren. Ich denke heute viel lösungsorientierter als früher und bin findiger darin geworden, diese Lösungen im Alltag umzusetzen. Ich habe mein eigenes Leben mit meinen eigenen Zielen gefunden.

Ich habe begriffen, dass ich schwach sein darf. Ich bin mir meiner Grenzen bewusst und weiß, dass es so in Ordnung ist. Ich muss niemandem mehr etwas vormachen, sondern kann Dinge inzwischen recht gut abgeben und andere mit einbeziehen, die mehr Kraft haben als ich. Ich habe es wirklich gelernt, Hilfe nicht nur anzunehmen, sondern sie mir auch gezielt zu holen, und spüre eine Unabhängigkeit von den üblichen Leistungsstandards. Meinen ganz eigenen Perfektionismus habe ich erkannt und bin gelassener geworden.

Damit ist meine Selbstsicherheit gewachsen. Ich mache immer wieder die Erfahrung, dass das, was mich als Person ausmacht, nicht verloren geht. So fällt es mir auch leichter, auf das zu schauen, was ich bin und was ich habe, anstatt auf das, was mir fehlt, was *nicht* geht. Meine Lebenseinstellung ist insgesamt positiver geworden.

Ich kann heute vieles viel intensiver wahrnehmen. Ich sehe, spüre und höre, schmecke und rieche und habe gelernt, genießen und empfangen zu können. Obwohl ich krank bin, habe ich heute mehr Bezug zu meinem Körper oder vielleicht auch gerade *deshalb*. Die Erkrankung hat mich dazu gezwungen, mich intensiver mit ihm zu beschäftigen, sodass meine Selbstwahrnehmung sehr gewachsen ist. Heute mag ich ihn, obwohl er Träger meiner Plagen ist.

Auch habe ich einen Blick bekommen für die Nöte anderer. Immer wieder begegne ich Menschen, die auf ihre Weise einiges mitgemacht haben, und wir erleben eine ganz tiefe Gemeinschaft. Ich habe Einfühlungsvermögen und Barmherzigkeit gewonnen, von denen ich mir nicht vorstellen kann, dass ich sie als Gesunde so entwickelt hätte.

In allem nehme ich das Leben viel mehr als Geschenk. Ich erlebe in einigen Bereichen tiefen Mangel, dadurch hat sich meine Sicht dafür geschärft, in welchen anderen Bereichen ich reich beschenkt bin: Ich habe Familie und Freunde, die hinter mir stehen, ich darf Texte und Lieder schreiben und vieles mehr. Was ich noch erleben kann, wo ich noch mitmischen kann, ist für mich Gnade. Meine Abhängigkeit von Gott ist mir viel konkreter geworden. Für ihn darf ich einfach nur da sein, er hält mich fest. Ohne ihn kann ich wirklich nichts tun (Johannes 15,5) – aber mit ihm immer noch eine ganze Menge, auf meine Art.

Wow, da kommt doch wirklich einiges zusammen! Forschen Sie einmal nach, was andere dazu zu berichten haben.[110] Oder schreiben Sie sich Ihre eigene Liste. Es ist immer wieder erstaunlich, was ans Tageslicht kommt, wenn man diese Frage stellt: „Was hast du durch deine Not gelernt?“

Die weitere Perspektive

Das ist aber alles nur ein Vorgeschmack auf das, was noch kommt. Gott kann hier alles in Gold verwandeln, aber das ist nur Staub von der Stadt aus Gold, die auf uns wartet. Haben Sie schon eine Vorstellung vom ewigen Leben? Eine bildhafte Beschreibung finden wir vor allem in den letzten Kapiteln der Offenbarung. Neben aller Pracht und Klarheit wird immer wieder hervorgehoben, was an dieser Stadt so ganz besonders ist: Es gibt keine Sonne und keine Nacht mehr, weil Gott mit seinem Licht mitten unter ihnen wohnt.

Diese Gemeinschaft hat wunderbare Auswirkungen, unter anderem: „Er wird alle ihre Tränen trocknen, und der Tod wird keine Macht mehr haben. Leid, Angst und Schmerzen wird es nie wieder geben; denn was einmal war, ist für immer vorbei" (Offenbarung 21,4).

Immer wieder ist von dem kristallklaren Wasser des Lebens die Rede, das am Thron Gottes entspringt. Es bildet einen Fluss, der durch die Stadt fließt und an dessen Ufern „Bäume des Lebens wachsen, mit deren Blättern die Völker geheilt werden" (Offenbarung 22,2).

Sind das nicht herrliche Aussichten? Der Schmetterling *wird* eines Tages wieder fliegen! Er wird kein Leid und keine Schmerzen mehr haben und er wird Heilung für alle Erkrankungen finden.

Bis dahin ist er nicht allein in dem Käfig. Der Boden ist mit weichem Plüsch ausgestattet, und wenn er sich ganz hineinfallen lässt, stellt er plötzlich fest, dass es das Fell einer riesigen Tatze ist, die zu einem großen Tiger gehört. Der Tiger ist stark und sanft, auch wenn seine Zähne bedrohlich wirken. Der Raum im Käfig mag eng sein, aber der große Tiger trägt den Schmetterling auf seiner warmen, weichen Tatze sicher durch die Welt. Der Tiger hält sein Leben in Bewegung. Er verschafft ihm schon jetzt viele schöne Aussichten, bis sich die eine große Aussicht erfüllen wird.

Was wir jetzt leiden müssen, dauert nicht lange und ist leicht zu ertragen, wenn wir bedenken, welch unendliche, unvorstellbare Herrlichkeit uns erwartet. Deshalb lassen wir uns von dem, was uns zur Zeit so sichtbar bedrängt, nicht ablenken, sondern wir richten unseren Blick auf Gottes neue Welt, auch wenn sie noch unsichtbar ist. Denn das Sichtbare vergeht, doch das Unsichtbare bleibt ewig.

2. Korinther 4,17–18

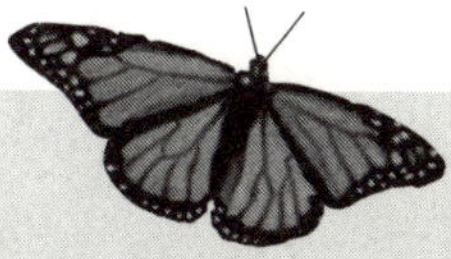

Anstoß für Kranke

Ich bete: Gott, öffne mir die Augen dafür, wo du schon jetzt am Werk bist!

Ich überlege: Welcher Sinn könnte in meiner Krankheit verborgen liegen? Gibt es vielleicht etwas, worauf sie mich aufmerksam machen will?

Will ich mir auch einmal aufschreiben, was ich durch meine Krankheitszeiten gelernt habe?

Ich stelle mir so konkret wie möglich vor, wie ich im Himmel ganz gesund sein werde, und freue mich!

Zum Schluss: Es geht weiter!

Morgen ist Ostersonntag 2005. An diesem Tag sind es genau fünfzehn Jahre, dass ich mit dieser Krankheit lebe. Ob es weitere fünfzehn werden? Vielleicht wird ja schon morgen – oder wenigstens in einigen Jahren – ein wirksames Medikament gefunden. Oder ich werde beim nächsten Heilungsgottesdienst durch ein Wunder spontan geheilt.

Übrigens verfolge ich seit ein paar Monaten eine neue Behandlung. Der Arzt ist sehr zuversichtlich. Bis jetzt merke ich nichts davon, aber es könnte vielleicht jeden Moment aufwärts gehen. Ich habe Hoffnung für die Zukunft. Aber für heute weiß ich nur, dass ich wirklich krank bin und dass ich das nicht ändern kann, obwohl ich mein Bestes tue.

Trotzdem bin ich ein ganzer Mensch und lebe ein ganzes Leben. Der Schmetterling lebt! Und er freut sich, dass das Buch nun im Kasten ist. Es war auch schwierig genug, mit all den Unterbrechungen wegen Grippen, Sehnenscheidenentzündung, Kiefergeschichten und kompletter Erschöpfung. Irgendwann habe ich aufgehört, die akuten Krankheiten zu zählen, die mich im Laufe der letzten Monate immer wieder aus der Schreibe-Bahn geworfen haben.

Eines der Grundbedürfnisse eines jeden Menschen ist das Abenteuer. Auch Krankheit kann zum Abenteuer werden. Und damit meine ich jetzt gar nicht mal die eher zweifelhaften wie beispielsweise, ob ich wohl diesmal ohne Schwindelanfall aus dem Supermarkt herauskomme oder der Arzt meine Vene auf Anhieb findet.

Nein, wer mit Krankheit leben muss, der kann eine Menge Ungewöhnliches erleben. Er gerät in Situationen hinein, von denen er vorher keine Ahnung hatte. Sein Leben ist nicht vorgezeichnet, wie es vielleicht zunächst der Fall war. Er ist gefragt, seine ganz persönlichen Bewältigungsstrategien zu entwickeln. Ich möchte nicht aufhören, meinem Käfigdasein ein

Leben abzutrotzen, das sich lohnt. Das kann unglaublich interessant sein!

Ich wünsche mir sehr, dass Sie durch dieses Buch ein paar Anregungen hinzubekommen haben – und eine dicke Packung Mut! Mut dazu, Ihre Ideen umzusetzen und die Hoffnung nicht aufzugeben. Mut zur Selbstentfaltung und Mut zum Klagen. Mut, um Hilfe zu bitten und neue Wege zu gehen, kreativ zu werden. Mut zur Auseinandersetzung mit der Krankheit und zum Konflikt mit anderen. Und Mut, um in dem Ganzen Gott fest zu vertrauen und seine Werke zu erkennen.

Es geht weiter! Lassen Sie sich nicht einreden, Ihr Leben sei belanglos. Es werden wahre Schlachten um Sie geschlagen. Auch als (Schwer-)Kranker können Sie etwas von dem eigentlichen Abenteuer erleben: dem Abenteuer Leben.

Anhang
Buch-Tipps (Bibliografie)

Umgang mit Krankheit

- Nicoletta Vogel, *Mit Krankheit leben,* Johannis 2002.
- Paul Tournier, *Vom Sinn unserer Krankheit,* Herder 1979.
- *Ein kleines Buch zum Gesundwerden,* Hg. Dorothee Dziewas, Oncken 2000.

Leben mit körperlicher Behinderung

- Rainer Schmidt, *Lieber Arm ab als arm dran – Was heißt hier eigentlich behindert?,* Gütersloher Verlagshaus 2004.
- Joni Eareckson-Tada, Joni – Die Biografie, Gerth Medien 2005.
- Renee Bondi, *Melodie meines Herzens,* Gerth Medien 2004.

Teil 1

Medizin

- Wolfgang Bittner/ Samuel Pfeifer, *An Leib und Seele heil werden – Alternativmedizin, Psyche und Glaube,* R. Brockhaus 1996.
- Frauke Bielefeldt, „Alternative Heilmethoden – alles okkult?!“, in: *DER AUFTRAG Nr. 81*, 2001, S. 9–13.
- Michael Dieterich, *Wir brauchen Entspannung – Stress, Verspannungen, Schlafstörungen und was man dagegen tun kann,* Brunnen 2001.
- Dietrich Grönemeyer, *Mensch bleiben – High Tech und Herz – Eine liebevolle Medizin ist keine Utopie,* Herder 2003.
- Wolfgang Vreemann, *Was hilft, was heilt? – Ein Arzt beantwortet Fragen zur alternativen Medizin,* R. Brockhaus 2000.

Teil 2

Entwicklung unserer Gesellschaft

- Stephan Holthaus, *Trends 2000 – Der Zeitgeist und die Christen,* Brunnen 1998.
- Horst E. Richter, *Der Gotteskomplex – Die Geburt und die Krise des Glaubens an die Allmacht des Menschen,* Rowohlt 2005.

Umgang mit Gefühlen

- Henry Cloud/John Townsend, *Nein sagen ohne Schuldgefühle – Wie man sich gegen Übergriffe schützt* (Thema: Grenzen), Hänssler 2002 .
- Matthias Hipler, *Gefühle sind veränderbar,* Brendow 2000.
- Samuel Pfeifer, *Der sensible Mensch – Leben zwischen Begabung und Verletzlichkeit,* R. Brockhaus 2002.
- David Seamands, *Heilung der Gefühle,* Francke 2002.

Lebenskunst

- Christian Schwarz, *Anleitung für christliche Lebenskünstler,* C & P Verlagsgesellschaft 1996.
- Rick Warren, *Leben mit Vision,* Gerth Medien 2004.

Psychosomatik

- Karin Spaink, *Krankheit als Schuld? – Die Fallen der Psychosomatik,* Rowohlt 1994.

Teil 3

Krankenbesuch

- Janosch, *Ich mach dich gesund, sagte der Bär,* Beltz 2004.

Kommunikation & Beziehungen

- William Backus, *Jetzt aber ehrlich! – Wahrheit hält Beziehungen gesund,* Blaukreuz Verlag 2002.
- Henry Cloud/ John Townsend, *Liebe im Gleichgewicht,* Schulte & Gerth Asslar 2003.
- Bill Hybels, *Was Familien stark macht*, R. Brockhaus 2003.
- Fritz Schulz von Thun, *Miteinander reden*, 3 Bände, Rowohlt 2003

Teil 4

Kranksein in der Bibel

- Hansjörg Bräumer, *Schatten vor meinem Gesicht – Kranksein vor dem unbegreiflichen Gott,* Hänssler 1992.
- *Großes Bibellexikon (GBL),* Band 2 (R. Brockhaus) „Krankheit“, S. 830ff.
- Hans-Walter Wolff, *Anthropologie des Alten Testaments,* 4. Auflage: München 1984 (Christian Kaiser), S. 211–220 (Kapitel „Krankheit und Heilung“)

Glaube im Leid

- Leith Anderson, *... und wenn Gott nein sagt? Mit unerfüllten Gebeten leben,* Hänssler 1997.
- Peter Hahne, *Leid – warum lässt Gott das zu?,* Hänssler 1992.

- Bob Sorge, *Krise als Chance: Wenn Gott nicht gleich antwortet,* Verlag Gottfried Bernhard 2001.
- Paul Tournier, *Im Angesicht des Leidens – Sinnerfahrung in dunkler Stunde*, Herder 1983.

Das Kreuz Jesu

- Philip Yancey, *Wo ist Gott in meinem Leid,* Projektion J 2002.
- Philip Yancey, *Sehnsucht nach dem unsichtbaren Gott,* Projektion J 2004.
- Bill Hybels, *Der Gott, den du suchst,* Projektion J 2004.
- John Ortberg, *Die Liebe, nach der du dich sehnst,* Projektion J 2000.
- Lee Strobel, *Der Fall Jesus*, Projektion J 1999.
- Lee Strobel, *Glaube im Kreuzverhör,* Projektion J 2001.
- Lee Strobel, *Die Auferstehung Christi – Mythos oder Wahrheit?* Projektion J 2004.

Heilung

- Friedrich Aschoff u.a., *Heilung,* Reihe GGE-thema, GGE Hamburg 2001.
- Jack Deere, *Überrascht von der Kraft des Heiligen Geistes,* Gerth Medien 2005.
- Andreas Herrmann, *Gottes Heilungspower heute erleben! – Das Mutmachbuch für göttliche Heilung,* Verlag Gottfried Bernhard 2001.
- John Wimber, *Heilung in der Kraft des Geistes,* Gerth Medien 2002.

Kontaktadressen

Christen im Gesundheitswesen
Geschäftsstelle
Postfach 228, 21518 Aumühle
Tel: 04104/4982, Fax: 04104/7269
Christen-im-Gesundheitswesen@t-online.de
www.cig-online.de

Nationale Kontakt- und Informationsstelle zur Anregung und Unterstützung von Selbsthilfegruppen (NAKOS)
Wilmersdorfer Straße 39, D – 10627 Berlin,
Tel: +49 (0)30 – 31 01 89 60, Fax: +49 (0)30 – 31 01 89 70,
www.nakos.de

Bundesministerium für Gesundheit und Soziale Sicherung
www.bmgs.bund.de
Bürgertelefon: 0800 15 15 15 0
www.die-gesundheitsreform.de

Deutsche Gesellschaft für Versicherte und Patienten e.V. (DGVP)
Geschäftsstelle: Lehrstraße 6, 64646 Heppenheim
Postadresse: Postfach 1241, D-64630 Heppenheim
Telefon: 0 62 52 / 9 42 98-0
Fax: 0 62 52 / 9 42 98-29
E-Mail: info@dgvp.de
http://www.dgvp.de

(Die DGVP ist eine unabhängige und überparteiliche Interessenvertretung von Versicherten und Patienten im Gesundheitswesen. Ihr Ziel ist es, Patienten und Versicherte über das

Gesundheitswesen zu informieren und bei Problemen zu beraten, die Mitwirkungsrechte der Versicherten und Patienten in der Gesundheitspolitik zu stärken und auf die Verbesserung von Qualität und Effizienz im Gesundheitssystem hinzuwirken.)

Deutsches Institut für Medizinische Dokumentation und Information (DIMDI)
(im Geschäftsbereich des Bundesministeriums für Gesundheit und Soziale Sicherung)
Waisenhausgasse 36–38a
50676 Köln
Tel.: 0221 47 24 1
Fax: 0221 47 24 444
E-Mail: posteingang@dimdi.de

Quellennachweis

- Die Bibelstellen sind unter Verwendung von *Luther 84* und *Hoffnung für alle* wiedergegeben.
- Cartoon K. 7: Text und Zeichnung Hans-Michael Sobetzko, 2001.
- Cartoon K. 11: Text: Frauke Bielefeldt, Zeichnungen: Matthias Richter, 2005.

Fußnoten

1 Aus: Gerhard Fürstler und Clemens Hausmann, *Psychologie und Sozialwissenschaft für Pflegeberufe 2*, Facultas 2000.

2 Nach einer Erhebung aus dem Jahre 2003, s. unter www.diabetes-deutschland.de bzw. www.diabetes.uni-duesseldorf.de/ patientenfragen/verbreitung/index.html.

3 S. unter www.m-ww.de/krankheiten/nephrologie/nierenversagen.html bzw. www.netdoktor.de/krankheiten/ fakta/ chronisches_nierenversagen.htm.

4 Aus dem Online-Journal *Medicine Worldwide*, www.m-ww.de/monatsthema/05/maerz/ms.html

5 S. unter www.rki.de u.a. Damit wird bei etwa jeder zehnten Frau im Laufe ihres Lebens einmal Brustkrebs festgestellt!

6 S. unter www.rheuma-liga.de, vgl. www.m-ww.de/pharmakologie/arzneimittel/rheumamittel/rheumatoide_arthritis.html. Nach www.rheuma-info.de leiden sogar 20 Millionen Menschen in Deutschland an Gelenkbeschwerden (= rheumatischen Erkrankungen).

7 Die Angaben über die Verbreitung des CFS in Deutschland sind nicht gesichert. Das Bundesgesundheitsministerium sprach 1994 von ca. 1 Million Erkrankten. Die amerikanischen Gesundheitsbehörde CDC (Centers for Disease Control and Prevention) gibt 1996 die Häufigkeit mit mindestens 410 Fällen pro 100 000 an. Überträgt man diese Untersuchungsergebnisse, so kommt man für Deutschland auf ca. 300 000 CFS-Kranke, vgl. www.fatigatio.de/2.

8 Angaben dieses Absatzes aus: Gerhard Fürstler und Clemens Hausmann, *Psychologie und Sozialwissenschaft für Pflegeberufe 2*, Facultas 2000.

9 Bakterielle Infektion, die normalerweise durch Zeckenbisse übertragen wird. Die Tschechei gehört zu dem ursprünglichen Verbreitungsgebiet, inzwischen dringt die Borreliose wie auch die Hirnhautentzündung immer weiter nach

Deutschland vor. Typisches Erscheinungsbild sind die Hofbildungen in der Mitte der Entzündungen, die auch bei mir deutlich zu sehen waren.

10 Das Chronische Erschöpfungssyndrom (Chronic Fatigue Syndrome = CFS) ist durch eine lähmende geistige und körperliche Erschöpfung/Erschöpfbarkeit und weitere, individuell unterschiedliche Symptome charakterisiert. Weitere Informationen unter www.fatigatio.de.

11 Der giftige Inhaltsstoff war PCP (= Pentachlorphenol), der auch noch Jahre später in meinem Blut nachweisbar war. Bis vor einigen Jahren war PCP gängiger Inhaltsstoff von Holzschutzmitteln für den Außenbereich (Gartenzäune etc.). Seit 1989 ist er wegen seiner gesundheitsschädigenden Wirkung verboten, also zwei Jahre nach unseren Renovierungsarbeiten.

12 Im ZDF bei Johannes B. Kerner, im Januar 2004.

13 In: *Ein kleines Buch zum Gesundwerden,* Hg. Dorothea Dziewas, Oncken 2000, ohne Seitenzahlen.

14 Dietrich Grönemeyer, *Mensch bleiben,* Herder 2003.

15 Karin Spaink, *Krankheit als Schuld?,* Rowohlt 1994, S. 14.

16 Horst-Eberhard Richter, *Der Gotteskomplex,* Rowohlt 1979, S. 173 (Seitenzahlen nach der Lizenzausgabe des Deutschen Bücherbundes).

17 Ebenda, S. 174.

18 Jörg Blech, *Die Krankheitserfinder – Wie wir zu Patienten gemacht werden,* S. Fischer 2003.

19 Jörg Blech, „Krankheiten, die der Himmel schickt"; in: DER SPIEGEL 32/2004, S. 130.

20 Nachzulesen beispielsweise in Lothar Seiwert, Werner Küstenmacher, *Simplify your life,* 9. Auflage: Campus 2002, S. 213–215, weitere Literaturhinweise dort im Anhang.

21 Horst-Eberhard Richter, *Der Gotteskomplex,* Rowohlt 1979, S. 155–56 (Seitenzahlen nach der Lizenzausgabe des Deutschen Bücherbundes).

[22] Paul Tournier, *Im Angesicht des Leidens*, Herder 1983, S. 92 und 95.

[23] In: *Ein kleines Buch zum Gesundwerden,* Hg. Dorothea Dziewas, Oncken 2000, ohne Seitenzahlen.

[24] Ebenda.

[25] Ebenda.

[26] Paul Tournier, *Im Angesicht des Leidens*, Herder 1983, S. 121.

[27] Ebenda, S. 46.

[28] Ebenda, S. 68.

[29] Ebenda, S. 98.

[30] Ebenda, S. 38.

[31] In: Elisabeth Lukas, *Heilungsgeschichten – Wie Logotherapie Menschen hilft,* Herder 1998, S. 178.

[32] *Chief Medical Officer's Report* von 2002, zitiert nach dem übersetzten Abdruck im *CFS-Forum 15* (2002), S. 15–21 (Fatigatio, Berlin).

[33] Der *Pschyrembel* führt weiter aus: „Im weiteren Sinne können alle psychogenen Erkrankungen, wie z. B. ein psychovegetatives Syndrom, eine Organneurose oder ein allgemeines Anpassungssyndrom, die zu somatischen Symptomen und pathologisch-anatomischen Veränderungen führen, als psychosomatische Krankheiten verstanden werden." (Willibald Pschyrembel, *Klinisches Wörterbuch*, viele Auflagen, Verlag de Gruyter).

[34] *DUDEN 5* (Fremdwörterbuch).

[35] Vgl. *DUDEN 5*; *Pschyrembel* vereinfacht: „Psychosomatische Krankheiten sind psychogene Erkrankungen, die zu somatischen Ausprägungen führen."

[36] Rolf Degen, *Lexikon der Psycho-Irrtümer,* Taschenbuchsonderausgabe: Piper 2004, S. 278.

[37] Dort nachzulesen auf S. 281. Als Beispiel nennt er u. a. eine Studie des Würzburger Psychologen Dr. Hermann Faller an 120 Personen, die an einem neu diagnostizierten Bronchial-

karzinom litten. Ausgerechnet die Untergruppe der Patienten, die ihren Tumor auf seelische Ursachen zurückführte, kam am schlechtesten mit der Krankheit zurecht und zeigte die ungünstigste Form der Bewältigung. Nach Untersuchungen an anderen Patientengruppen kommt er zu dem Fazit: „Der Schluss auf seelische Ursachen ist danach auch beim Herzinfarkt, bei der Niereninsuffizienz, bei multipler Sklerose, bei Morbus Crohn und Myasthenia gravis kontraproduktiv und leistet einer unvorteilhaften Krankheitsbewältigung Vorschub."

38 Ebenda, S. 278.

39 Karin Spaink, *Krankheit als Schuld?,* Rowohlt 1994.

40 Beide Zitate ebenda, auf S. 39.

41 Ebenda, S. 44.

42 Ebenda, S. 41.

43 Ebenda, S. 51.

44 Ebenda, z. B. S. 46.

45 Ebenda, S. 53.

46 Horst-Eberhard Richter, *Der Gotteskomplex,* Rowohlt 1979, S. 175 (Seitenzahlen nach der Lizenzausgabe des Deutschen Bücherbundes).

47 Samuel Pfeifer, *Der sensible Mensch – Leben zwischen Begabung und Verletzlichkeit,* R. Brockhaus 2002, S. 52–53.

48 Im Weiteren wird zitiert nach *ICD-10, Kapitel V (F)*, 2. Auflage: Genf 1993 (WHO, unveränderter Nachdruck 1997), S. 183–188.

49 Degen, *Lexikon der Psycho-Irrtümer,* S. 282.

50 Wilhelm Doerr, *Anthropologie des Krankhaften aus der Sicht des Pathologen,* in: H. Gadamer/P. Vogler (Hg.), *Neue Anthropologie,* Band 2, Stuttgart/München 1972, S. 425, zitiert bei Manfred Seitz, *Theologie für die Kirche*, Kaiser Verlag 2000, S. 177. Er präzisiert die Bedeutung der kausal-naturwissenschaftlichen Medizin: „Ihre Geltung ist eine kritische, sie ist keine ontische."

[51] Ebenfalls bei Manfred Seitz, *Theologie für die Kirche,* zitiert, S. 176.

[52] Lukas, *Logotherapie,* S. 178.

[53] Thorwald Dethlefsen, Rüdiger Dahlke, *Krankheit als Weg,* Goldmann 1983.

[54] Ebenda, z. B. S. 62: „Weigert sich ein Mensch, ein Prinzip in seinem Bewusstsein zu leben, dann sinkt dieses Prinzip in den Körper und erscheint hier als Symptom."

[55] Nachzulesen ebenda auf S. 250/253 und S. 182.

[56] Ebenda, S. 122.

[57] Eine Besprechung der Bedeutung des Reinkarnationsgedankens bei Dethlefsen und anderen Therapeuten findet sich bei Karin Spaink, *Krankheit als Schuld?,* S. 42–45 (der Körper als „geliehenes Kostüm"). Sie weist auch auf weitere Hintergründe in der New-Age-Bewegung hin und zieht eine Verbindung zum „gnostischen Denken" (S. 41) und zum „survival of the fittest" (Überleben des Stärkeren) im Sozialdarwinismus (S. 49).

[58] Wer hier nähere Belege sucht, kann in allen Darstellungen der Kirchengeschichte nachlesen (frühe Kirche, ab 2./3. Jahrhundert, vor allem unter dem Einfluss hellenistischer/ neuplatonischer Philosophien).

[59] Lukasevangelium 8,55.

[60] Siehe den „Klassiker" von Hans-Walter Wolff, *Anthropologie des Alten Testaments,* 4. Auflage: Christian Kaiser 1984, z. B. S. 22 (Ganzheitlichkeit statt Zerteilung, Aspekthaftigkeit) und S. 106 („synthetisches Denken").

[61] Nachzulesen alles ebenda.

[62] Vgl. ebenda, S. 106.

[63] Angaben aus einer wissenschaftlichen Telefoninterviewstudie von Prof. Dr. Monika Bullinger und Jan Eujen, veröffentlicht im *CFS-Forum* Heft Nr. 18 (Fatigatio, Berlin 2003), S. 11–16.

[64] Beide Sprichwörter aus *Ein kleines Buch zum Gesundwer-*

den, Hg. Dorothea Dziewas, Oncken 2000, ohne Seitenzahlen.

65 Janosch, *Ich mach dich gesund, sagte der Bär,* Zürich 1985/1998 (Diogenes).

66 Aus einem Spruchkalender, dort leider ohne Textnachweis!!

67 1. Korinther 12,26.

68 Paul Tournier, *Im Angesicht des Leidens – Sinnerfahrung in dunkler Stunde*, Herder, 1983, S. 107.

69 Die Entwicklungspsychologie weiß von verschiedenen Phasen in der Entwicklung eines Kindes: Am Anfang ist es durch die Nabelschnur völlig verbunden mit der Mutter. Diese Symbiose hält seelisch noch eine Weile an, bis zur Phase der Individuation, in der das Kind seine eigene Person entdeckt und auch die Mutter als von ihm getrenntes „Du"-Wesen wahrnimmt. Bei manchen psychischen Störungen ist diese Phase der Individuation unvollständig durchlaufen worden, das Kind bleibt in einer unnatürlichen Verbindung zur Mutter stecken.

70 Alexander von Schönburg im ZDF bei Johannes B. Kerner, Januar 2004.

71 Angaben aus einer wissenschaftlichen Telefoninterviewstudie von Prof. Dr. Monika Bullinger und Jan Eujen, veröffentlicht im *CFS-Forum* Heft Nr. 18 (Fatigatio, Berlin 2003), S. 11–16.

72 Nachzulesen in 2. Mose 22,20–26 und 5. Mose 24,17–22 und 26,12–13.

73 Zum Beispiel: Jesaja 1,17.23 und 10,1–2, Jeremia 22,3, Hesekiel 18,7–8, Amos 2,6–7 und Micha 3,1–3.

74 Siehe die Vorschriften bei Aussatz in 3. Mose 13 und 14, kurz zusammengefasst in 4. Mose 5,2–3. Das Ausstoßen der Aussätzigen (Leprakranken) war aufgrund der hohen Ansteckungsgefahr selbstverständlich. Da es jedoch andere Hautkrankheiten gab, die auf den ersten Blick nicht eindeutig von der Lepra zu unterscheiden waren, wurde im Gesetz Israels

detailliert beschrieben, wie man den Kranken beobachten sollte. Zeigte sich, dass die Symptome harmlos waren, wurde der Kranke nach einer Woche Quarantäne vom Hohepriester offiziell wieder in die Volksgemeinschaft eingegliedert.

75 Das so genannte „Doppelgebot der Liebe" findet sich in den ersten drei Evangelien (Matthäus 22,36–40, Markus 12,28–31 und Lukas 10,25–28), im vierten Evangelium spricht Jesus ebenfalls zentral von der Liebe (zum Beispiel Johannes 15,9–17).

76 Das Gleichnis steht in Lukas 10,29–37, als direkte Erklärung zum Liebesgebot.

77 Matthäus 25,31–40. Ähnlich ist seine Zusage in Matthäus 10,42 an jeden, der einem Bedürftigen auch nur einen Becher Wasser zu trinken gibt. Vergleichbare Ansätze finden sich auch schon in der Weisheitsliteratur des Alten Testaments, z. B. Sprüche 19,17: „Wer den Armen unterstützt, leiht in Wahrheit Gott, und dieser wird es ihm vergelten" (vgl. Sprüche 14,31 und 21,13).

78 In Matthäus 23,8.

79 1. Korinther 12, 22–23. Auch andere neutestamentliche Briefeschreiber betonen die Fürsorge an Bedürftigen (Jakobus nennt es in Kapitel 1,27 den „rechten Gottesdienst", Waisen und Witwen in Not zu besuchen).

80 Peter Hahne, *Leid – warum lässt Gott das zu?,* Hänssler 1992, S. 40.

81 In 5. Mose 28 legt Gott dem Volk Israel vor ihrer Landnahme Segen und Fluch vor. Wenn sie sich von ihm abwenden würden, wäre Unheil aller Art die Folge, u.a. auch verschiedene Krankheiten (V. 21–22). Dieser so genannte „Tun-Ergehens-Zusammenhang" zeigt sich auch an Einzelpersonen, z. B. Mirjam (4. Mose 12) und Gehasi (2. Könige 5,27). In den Propheten wiederholt sich die Verknüpfung von Sünde mit Krankheit und Gehorsam mit Gesundheit (z. B. Jesaja 33,24).

[82] Von griech. *theos* = „Gott“ und *dice* = „Recht“.

[83] Hier zeigt sich schon etwas von dem theologischen Konzept der *justitia passiva,* der großen reformatorischen Neuentdeckung Luthers am Römerbrief, die Gerechtigkeit nicht als aktive Leistung des Menschen einfordert, sondern ihn passiv empfangen lässt (zueignende Gerechtigkeit).

[84] Christoph Morgner, „Leben an der Grenze – Wie wir als Christen mit Krankheit umgehen“, in: *Theologische Orientierung* Nr. 129 (1/2003), Tübingen (Albrecht-Bengel-Haus), S. 18.

[85] Wer sich mit der biblischen Basis beschäftigen will, kann in den unten aufgeführten Stellen nachlesen oder in den im Anhang genannten Büchern. Die von manchen Christen vertretene Ansicht, dass die Wunder nur für die Zeit der Apostel gedacht waren, entspricht nicht den biblischen Texten, wie zum Beispiel aus Markus 16,17 hervorgeht.

[86] Dieser Satz stammt von den *Christen im Gesundheitswesen.*

[87] In *Heilung,* Hg. F. Aschoff u.a., 3. neubearb. Auflage: Hamburg 2001 (GGE Thema 1), S. 9.

[88] Vgl. ebenda. Ähnlich Hans-Walter Wolff in *Anthropologie des AT,* 4. Auflage, Christian Kaiser 1984, S. 217: „Natürliche und wunderbare Heilungen werden im Alten Testament grundsätzlich nicht unterschieden. Ob menschliche Verordnungen und Anwendungen mitwirken oder nicht, wesentlich ist durchweg, dass der Kranke in seiner Krankheit und der Genesende in seiner Gesundheit dem Gott begegnet, der Krankheit und Heilung vermittelt oder unvermittelt schickt.“

[89] Noll in: F. Aschoff u.a., *Heilung,* S. 9.

[90] Auch im Neuen Testament stehen verschiedene Ansätze nebeneinander: Jakobus empfiehlt – seiner Verwurzelung im Judentum entsprechend – das Gebet und die Salbung durch die Gemeindeältesten (Jakobus 5,14–16), während die Apostel in den berichteten Wundern einen direkten Befehl aus-

sprechen (zum Beispiel Apostelgeschichte 3,6; 9,34.40 und 14,10; in 20,10 sagt Paulus einfach, dass der tote Eutychus lebt, worauf dieser neu zum Leben erwacht). Paulus kennt in seinem dynamischen Gemeindebegriff eine Gabe der Heilung, die einzelnen Gemeindemitgliedern gegeben ist (1. Korinther 12,9). Während seiner Jahre in Ephesus ging schon von seinen Kleidungsstücken eine heilende Wirkung aus (Apostelgeschichte 19,12). Ähnlich gab es bei Petrus eine Zeit, in der besonders viel Heilung von ihm ausging – so weit, dass Kranke schon gesund wurden, wenn nur sein Schatten auf sie fiel (Apostelgeschichte 5,15–16).

91 Jack Deere, *Überrascht von der Kraft des Heiligen Geistes,* Projektion J 1995, S. 53–58. Ein interessanter Hinweis dazu findet sich in Lukas 5,17, wo Lukas über Jesu Wundertaten in Kapernaum schreibt: „Die Kraft des Herrn war da, um zu heilen." Damit könnte gemeint sein, dass die Kraft zu heilen nicht selbstverständlich war und es auch andere Zeiten gab.

92 Eine herrliche Satire dazu findet sich bei Adrian Plass, *Die rastlosen Reisen des frommen Chaoten,* Brendow 1996, S. 34–35.

93 Nachzulesen in Johannes 5,1–9, Matthäus 13,58, 2. Korinther 12,7, 1. Timotheus 5,23 und 2. Timotheus 4,20. Vgl. Deere, *Überrascht von der Kraft des Heiligen Geistes,* S. 53: „Selbst Jesus und seine Apostel konnten nicht nach Belieben heilen – wenn wir damit meinen: überall, zu jeder Zeit, unter allen Umständen"; und S. 139–140. Auch John Wimber geht davon aus, dass nicht jeder geheilt wird, nachzulesen zum Beispiel in seinem Buch *Heilung in der Kraft des Geistes,* Projektion J 1987, S. 145–162. Ähnlich Andreas Herrmann, *Gottes Heilungspower heute erleben,* Gottfried Bernard, S. 128–132.

Paulus nennt in seiner Gabenliste in Römer 12 auch diejenige, Kranke und Alte zu *versorgen* – also scheint die Gemeinde in Rom Menschen in ihren Reihen gehabt zu haben, die nicht geheilt wurden. (So die Interpretation der Übersetzung *Hoffnung für alle* von V. 8, wörtlich: „der *Erbarmende*". Nach Keener, *Kommentar zum Umfeld des Neuen Testaments,* Band 2, Hänssler 1998, S. 216, ist es korrekt, das Üben von Barmherzigkeit konkret auf Arme und Kranke zu beziehen.)

94 Z. B. Deere, *Überrascht von der Kraft des Heiligen Geistes,* S. 141–148; Herrmann, *Gottes Heilungspower heute erleben,* S. 139–148 und Noll in: F. Aschoff u.a, *Heilung,* S. 65–67.

95 Diese Interpretation der Wunder findet sich an vielen Stellen in den Evangelien, zum Beispiel Matthäus 8,17; 10,7–8 und 11,2–5 oder Johannes 5,36 und 9,33 (hier auf Jesu Gottgesandtheit bezogen, die direkt mit dem Anbruch des Reich Gottes oder messianischen Reiches zusammenhängt). Vgl. Wimber, *Heilung in der Kraft des Geistes,* S. 154: „Wir leben zwischen dem ersten und dem zweiten Kommen Christi, ein Leben ... zwischen dem ‚schon jetzt' und dem ‚noch nicht'. Diese Erkenntnis hilft uns zu verstehen, warum wir die körperliche Heilung, die Jesus für uns in seinem Sühnetod erwirkte, noch nicht in allen Fällen erfahren."

96 Bob Sorge, *Krise als Chance: Wenn Gott nicht gleich antwortet,* Gottfried Bernard 2001, S. 279.

97 Ähnlich Wimber, *Heilung in der Kraft des Geistes*, S. 154: „Wir können nichts anderes tun als zu beten: Dein Reich komme – und ihm zu vertrauen; es liegt an ihm, mit seiner gnädigen Hand Heilung zu wirken."

98 Nachzulesen zum Beispiel bei Paulus (Römer 12,8, 1. Thessalonicher 5,14).

99 Zitiert von Deere, *Überrascht von der Kraft des Heiligen Geistes,* S. 139.

100 Paul Tournier dazu in seinen Ausführungen über die Annahme einer Krankheit: „Die Heilige Schrift ist voll von Konflikten ... zwischen Gott und den Menschen. Und wenn sich die echte Harmonie einfindet, die des Glaubens, so erst

nach dem Zornesausbruch ... In der persönlichen Geschichte von vielen Gläubigen ist eine heilige Auflehnung der erste Schritt zu einer vertrauensvollen Begegnung mit Gott gewesen." In: *Im Angesicht des Leidens*, Herder 1983, S. 95/96.

101 Ähnlich sieht es Detlef Blöcher: „Gottes Werke werden offenbar, wenn er Kranke heilt. Aber auch, wenn er Kraft zum geduldigen Leiden gibt, vertrauensvolles Annehmen von Schwachheit, Trost in Trauer und den Blick auf die Ewigkeit, wo es keine Tränen mehr geben wird." (*DMG-Info* Nr. 2/2004, S. 2).

102 Ausführlicher schreibt Bob Sorge darüber, in: *Krise als Chance,* S. 115–128.

103 Johannes 9,3 und 11,4.

104 Paul Tournier, *Vom Sinn unserer Krankheit,* Herder 1979.

105 Siehe zu diesem Abschnitt: Tournier, *Vom Sinn unserer Krankheit,* und Seminarunterlagen von *Christen im Gesundheitswesen,* Thema „Krankheitsverarbeitung".

106 In: *Ein kleines Buch zum Gesundwerden,* Hg. Dorothea Dziewas, Wuppertal/Kassel 2000 (Oncken), ohne Seitenzahlen.

107 In: Peter Hahne, *Leid – warum lässt Gott das zu?,* Neuhausen 1992 (Hänssler), S. 37.

108 In: *Ein kleines Buch zum Gesundwerden,* Hg. Dorothea Dziewas, Oncken 2000, ohne Seitenzahlen.

109 In: *DMG-Info* Nr. 2/2004, S. 13 (nach 4 Jahren schwerem CFS).

110 Bob Sorge führt in seinem Buch 13 verschiedene Ziele von Leid an, *Krise als Chance,* S. 129–152. Im Laufe seines Buches berichtet er immer wieder von seinen eigenen Erfahrungen.